BE HEALTHY EVERYDAY
Medicinal Herbs Guide & Recipe Ideas

© 2021 Instituto Monsa de ediciones.

First edition in November 2021 by Monsa Publications,
Gravina 43 (08930) Sant Adrià de Besós.
Barcelona (Spain) T +34 93 381 00 93
www.monsa.com monsa@monsa.com

Editor and Project Director Anna Minguet
Design, layout, text editing Eva Minguet
(Monsa Publications)
Translation Somostraductores.com
Printing Cachiman Gráfic

Shop online:
www.monsashop.com

Follow us!
Instagram: @monsapublications
Facebook: @monsashop

ISBN: 978-84-17557-44-7
D.L. B 17326-2021
November 2021

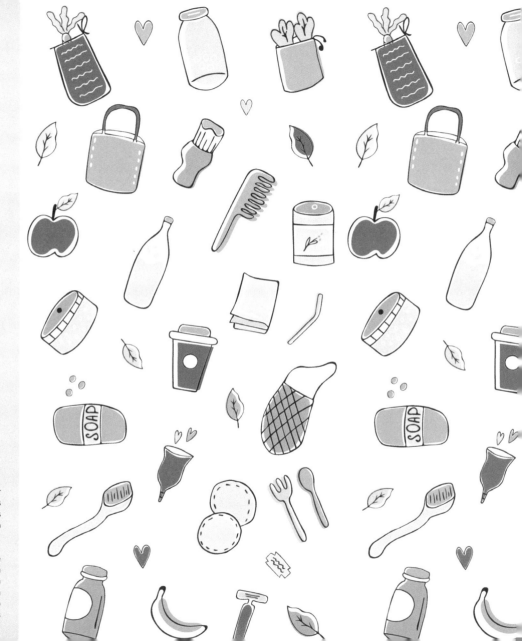

BE
HEALTHY
everyday

Medicinal Herbs Guide
& Recipe Ideas

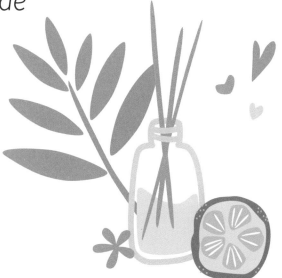

monsa

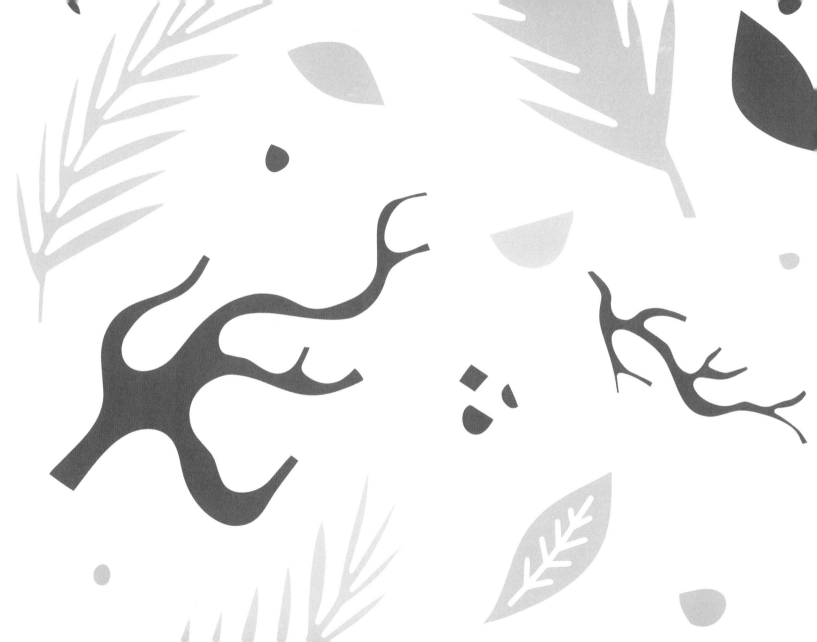

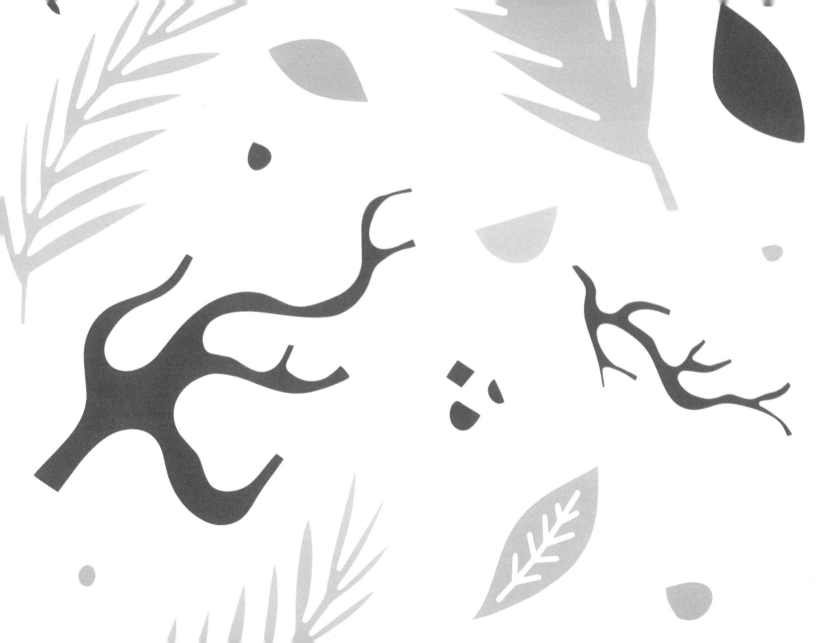

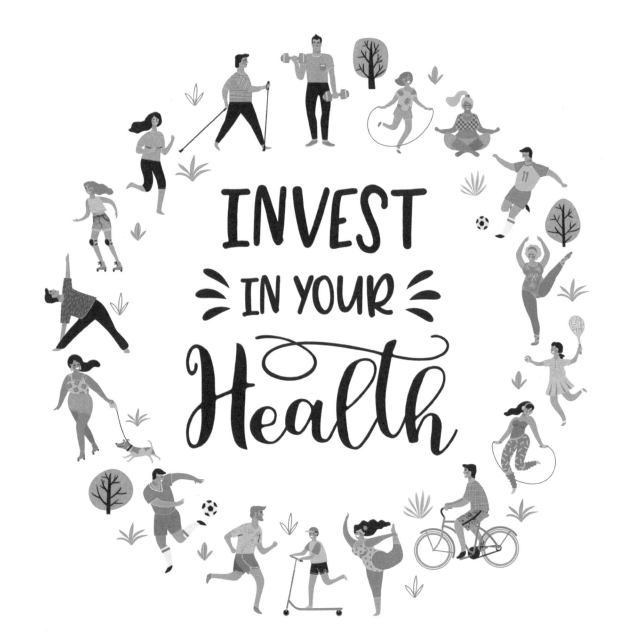

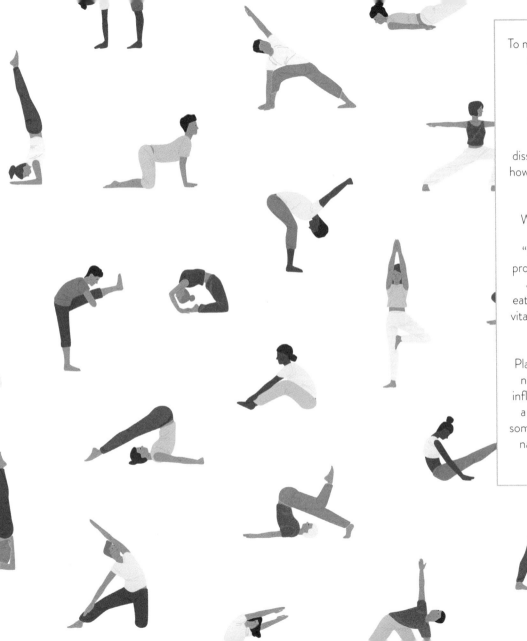

To maintain good physical and mental health, it's necessary to take good care of our body. We need to sleep well, eat properly, and exercise consistently.

There are many emotions present in our daily life: stress, anxiety, anguish, worry, dissatisfaction, nerves, among others. Knowing how to deal with all these feelings is essential for good health.

When we practice physical sports, our body releases endorphins, also known as the "happiness hormones," a natural substance produced by the brain during and after physical activity. Incorporating sports with healthy eating habits ensures that we get the nutrients, vitamins and minerals essential for our body and mind to develop properly.

Plants and fruit provide us with a wide range of natural therapies, antidepressants, and anti-inflammatories, to improve digestion or achieve a more relaxing and healing sleep... Here are some suggestions on how to use and incorporate natural remedies for better health, organized according to their use.

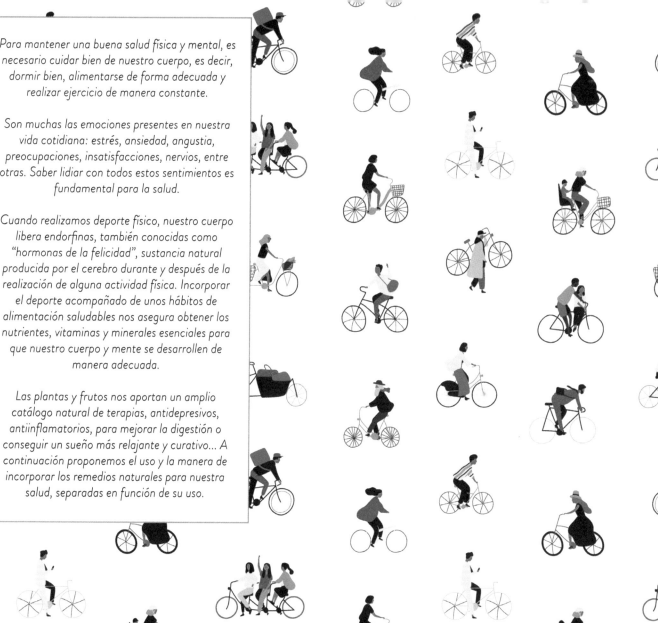

Para mantener una buena salud física y mental, es necesario cuidar bien de nuestro cuerpo, es decir, dormir bien, alimentarse de forma adecuada y realizar ejercicio de manera constante.

Son muchas las emociones presentes en nuestra vida cotidiana: estrés, ansiedad, angustia, preocupaciones, insatisfacciones, nervios, entre otras. Saber lidiar con todos estos sentimientos es fundamental para la salud.

Cuando realizamos deporte físico, nuestro cuerpo libera endorfinas, también conocidas como "hormonas de la felicidad", sustancia natural producida por el cerebro durante y después de la realización de alguna actividad física. Incorporar el deporte acompañado de unos hábitos de alimentación saludables nos asegura obtener los nutrientes, vitaminas y minerales esenciales para que nuestro cuerpo y mente se desarrollen de manera adecuada.

Las plantas y frutos nos aportan un amplio catálogo natural de terapias, antidepresivos, antiinflamatorios, para mejorar la digestión o conseguir un sueño más relajante y curativo... A continuación proponemos el uso y la manera de incorporar los remedios naturales para nuestra salud, separadas en función de su uso.

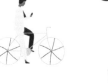
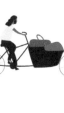

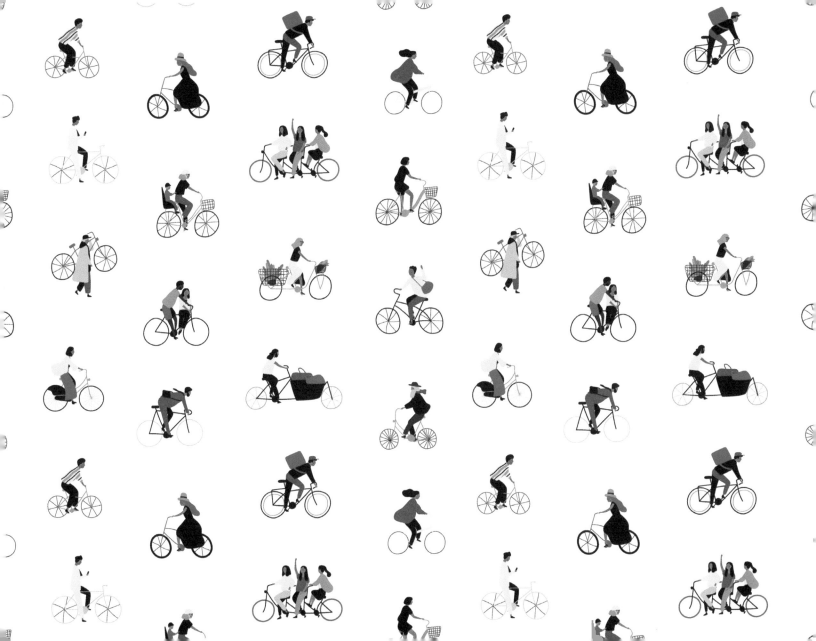

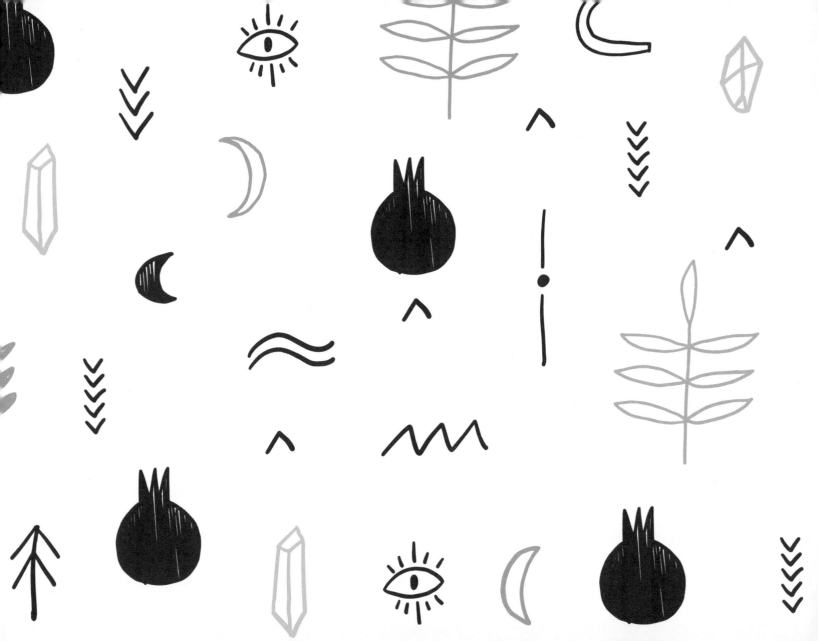

INDEX

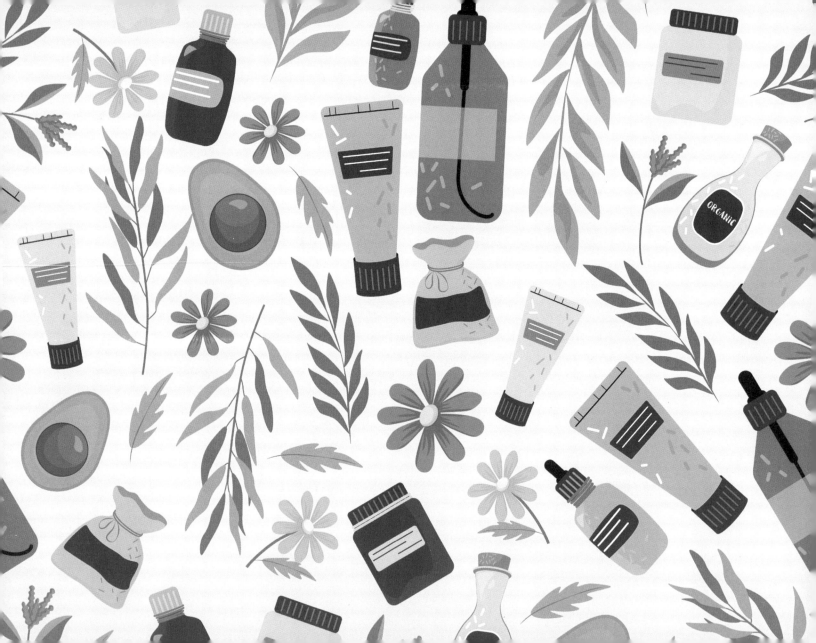

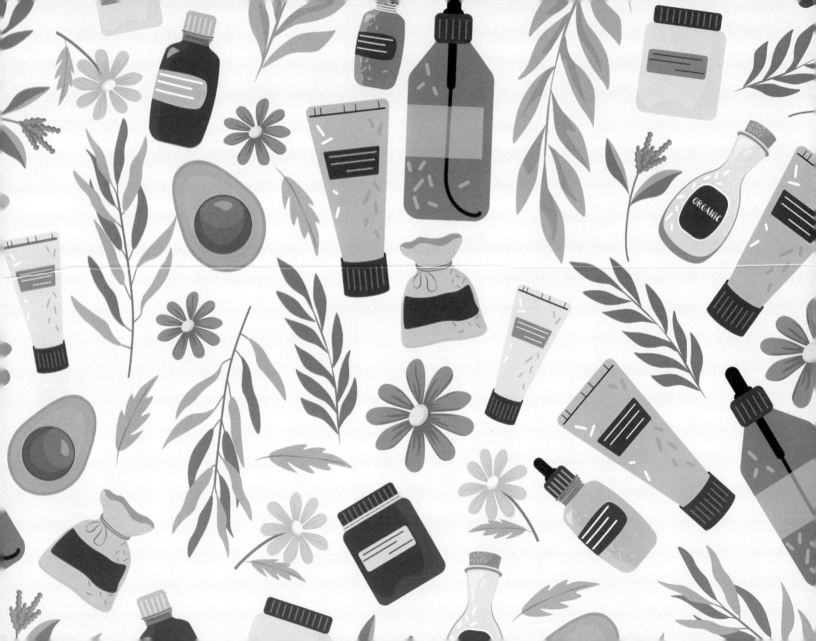

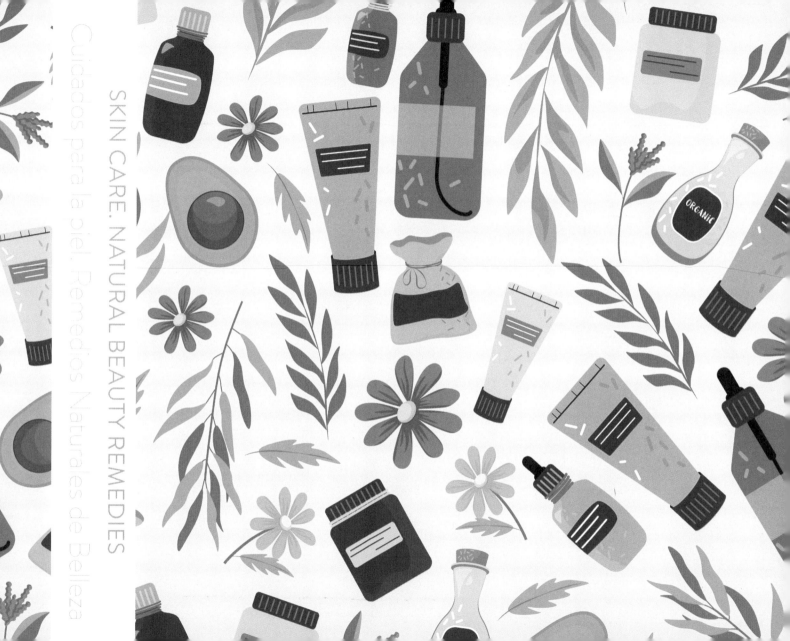

SKIN CARE. NATURAL BEAUTY REMEDIES

Cuidados para la piel. Remedios Naturales de Belleza

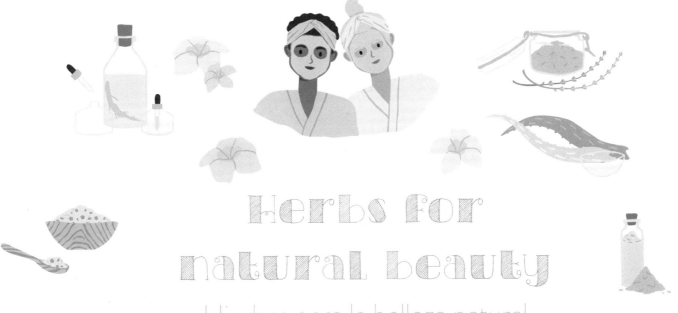

Herbs for natural beauty

Hierbas para la belleza natural

Beauty begins on the inside.
A balanced and healthy life projects radiant, fresh and healthy skin on the outside of our body.
The first thing to do is to know our skin, whether it is oily skin, combination skin or sensitive skin, in order to treat it in the most appropriate way according to its needs. Having a daily cleansing, moisturizing, and massaging routine is important when creating good habits.
Knowing which products to use and what they provide us. Keep in mind that these treatments will help us eliminate impurities and secretions. They help us take better care of our external beauty.

La belleza empieza desde el interior.
Una vida equilibrada y sana proyecta hacia el exterior de nuestro cuerpo una piel radiante, fresca, y saludable.
Lo primero, es conocer nuestra piel, saber si es grasa, mixta o sensible, para poder tratarla del modo más correcto según sus exigencias.
Tener rutinas diarias de limpieza, hidratación, masaje, es importante para crear hábitos.
Saber qué productos usar y qué nos aportan.
Tener en cuenta que los tratamientos nos ayudarán a eliminar impurezas, secreción y a tener un mejor cuidado de nuestra belleza exterior.

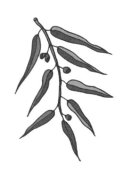

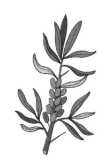

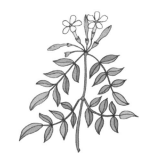

Eucalyptusl

The essential oil of this plant eliminates age spots if applied continuously. It eliminates pimples and boils.

Sea Buckthorn oil

It retains moisture, and is restorative, anti-wrinkle, anti-inflammatory and soothing. It's one of the most valuable ingredients in natural cosmetics, and one of the most antioxidant plants due to its high vitamin E content. In addition, it helps to eliminate and soften blemishes and marks on the skin.

Jasmine Flower oil

It has aphrodisiac properties and is used as an astringent, a nerve relaxant, a sedative, a mild analgesic, a galactogogue, an antidepressant, an antiseptic, an antispasmodic, a uterine tonic and a stimulant for childbirth.

Eucalipto

El aceite esencial de esta planta elimina las manchas si se aplica de forma continuada. Elimina los granos y forúnculos.

Aceite de Espino Amarillo

Retiene la humedad, y es reparador, antiarrugas, antiinflamatorio y calmante. Es uno de los ingredientes más valiosos en cosmética natural, y una de las plantas más antioxidantes por su alto contenido en vitamina E. Además ayuda a eliminar y matizar las manchas y marcas en la piel.

Aceite de Flor de Jazmín

Tiene acción afrodisíaca, astringente, relajante nervioso, sedante, analgésica suave, galactogoga, antidepresiva, antiséptica, antiespasmódica, tónica uterina y estimulante para el parto.

JASMINE FACIAL SPRAY

INGREDIENTS:
• 1/2 cup distilled water or natural aloe vera nectar.
• 10 drops of jasmine oil.

PREPARATION:
• Add the distilled water and the drops of jasmine oil.
• Let stand for 10 hours to achieve a good mixture.
• Apply directly to the face and neck, leave on for a few minutes and gently remove excess product with a cotton ball.
* It can be used as many times as we think our skin needs it. It can also be used as micellar water, since it cleanses deeply without damaging the skin.

BENEFITS:
Its soothing and moisturizing properties help produce a very refreshing sensation.

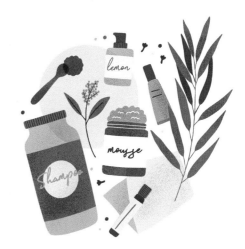

NOTES:

....
....
....
....
....
....
....

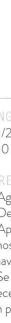

SPRAY FACIAL DE JAZMÍN

INGREDIENTES:
• 1/2 taza de agua destilada o néctar natural de aloe vera.
• 10 gotas de aceite de jazmín.

PREPARACIÓN:
• Agregar el agua destilada y las gotas de aceite de jazmín.
• Dejar reposar 10 horas para conseguir una buena mezcla.
• Aplicarla directamente en rostro y cuello, dejando actuar durante unos minutos, y retirar el exceso de producto con un algodón suavemente.
*Se puede hacer tantas veces como creamos que nuestra piel lo necesite. También se puede usar como agua micelar, ya que limpia en profundidad sin dañar la piel.

BENEFICIOS:
Sus propiedades calmantes e hidratantes ayudan a tener una sensación muy refrescante.

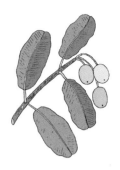

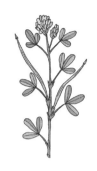

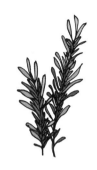

Tamanu oil

It has anti-inflammatory, antimicrobial, healing and regenerating properties. It is very effective for treating acne, scars, burns, psoriasis, stretch marks, dermatitis, rashes, and in general for dry and dehydrated skin.

Fenugreek

Its seeds contain a large amount of essential minerals needed to maintain the health of our bodies such as iron, magnesium, calcium, copper, zinc, selenium and potassium.

Rosemary

A rosemary sprig contains anti-aging properties that help regenerate skin cells. Its high potassium and calcium content is noteworthy, although it also contains magnesium, copper and zinc.

Aceite de Tamanu

Tiene propiedades antiinflamatorias, antimicrobianas, cicatrizantes y regeneradoras. Es muy efectivo para tratar el acné, las cicatrices, las quemaduras, la psoriasis, estrías, dermatitis, erupciones cutáneas, y en general para la piel seca y deshidratada.

Fenogreco

En sus semillas encontramos gran cantidad de minerales esenciales para la salud y el organismo como el hierro, el magnesio, el calcio, el cobre, el zinc, el selenio y el potasio.

Romero

Sus ramas contienen propiedades antiedad que ayudan a regenerar las células de la piel. Hay que destacar su alto contenido en potasio y calcio, aunque también cuenta con magnesio, cobre y zinc.

ROSEMARY FACIAL TONIC

INGREDIENTS:
• 15 drops of pure rosemary oil.
• 10 ml of distilled water.

PREPARATION:
• Add the 15 drops of rosemary oil to the 10 ml of distilled water.
• Stir until a uniform mixture is achieved.
• Let stand for about 30 minutes.
• Spray on the face and leave for a few minutes. With the help of a cotton ball gently remove using circular movements.

BENEFITS:
Using a facial toner during your cleansing routine helps to eliminate impurities and maintain fresh, smooth skin.

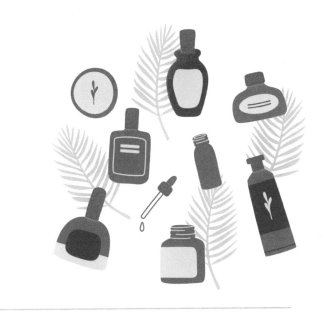

NOTES:

....
....
....
....
....
....
....

TÓNICO FACIAL DE ROMERO

INGREDIENTES:
• 15 gotas de aceite puro de romero.
• 10 ml de agua destilada.

PREPARACIÓN:
• Agregar a los 10 ml de agua destilada las 15 gotas de aceite de romero.
• Remover hasta obtener una mezcla uniforme.
• Dejar reposar unos 30 minutos.
• Vaporizar sobre el rostro y dejar unos minutos sobre el rostro, con la ayuda de un disco de algodón ir retirando suavemente y con movimientos circulares.

BENEFICIOS:
Usar un tónico facial en tus rutinas de limpieza ayuda a eliminar impurezas y a mantener una piel fresca y tersa.

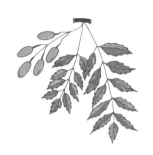

Neem

It has antibacterial and antioxidant properties, helps strengthen the immune system and prevent dermatological diseases.
It also improves the circulatory system.

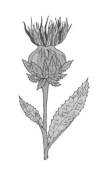

Safflower oil

A powerful active ingredient with great moisturizing and anti-aging beauty properties. It is also a great aide in helping the hair to regenerate and grow stronger, restoring broken strands and preventing hair loss.

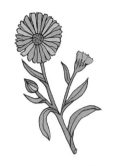

Calendula

Helps treat burns and bruises, and accelerates the healing process of any skin condition, including dermatitis and eczema.

Neem

Posee propiedades antibacteriales y antioxidantes, ayuda a fortalecer el sistema inmunológico y a prevenir enfermedades dermatológicas. También mejora el sistema circulatorio.

Cártamo

Es un poderoso principio activo en la belleza, cuenta con grandes propiedades hidratantes y antiedad. También es un gran aliado para que el cabello se regenere y crezca con más fuerza, restaurando el cabello roto y previniendo la caída.

Caléndula

Ayuda a combatir las quemaduras y golpes, y acelera los procesos de cicatrización y cualquier afección cutánea, dermatitis y eccema.

ROSEMARY AND CALENDULA SOAP

INGREDIENTS:
- 5 ml of rosemary oil.
- 12 ml of calendula extract.
- 250 grams of glycerin soap.

PREPARATION:
- Cut the glycerin soap into small pieces and heat them in the microwave until they have melted.
- Add the rosemary oil and calendula extract. Stir until the ingredients have combined.
- Fill the mold and let stand until cool.
- Once dry, remove from the mold.

BENEFITS:
This soap gently cares for the most sensitive and delicate of skin types while regulating excess oil.

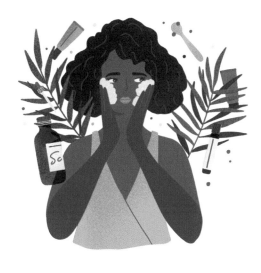

NOTES:

....
....
....
....
....
....
....
....

JABÓN DE ROMERO Y CALÉNDULA

INGREDIENTES:
- 5 ml de aceite de romero.
- 12 ml de extracto de caléndula.
- 250 gr de jabón de glicerina.

PREPARACIÓN:
- Cortar el jabón de glicerina en trozos pequeños y calentarlo en el microondas hasta que este quede derretido.
- Agregar el aceite de romero y el extracto de caléndula, y remover hasta conseguir que los ingredientes se unan.
- Rellenar el molde y dejar reposar hasta que se enfríe.
- Una vez seco retirar del molde.

BENEFICIOS:
Este jabón cuida de forma suave las pieles más sensibles y delicadas, a la vez que regula el exceso de grasa.

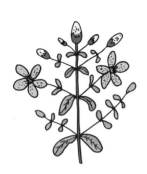

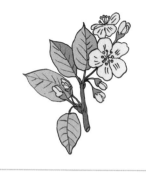

St John's Wort

It contains anti-inflammatory, antiseptic, antibacterial and healing properties. This oil helps to heal chafing, wounds, blisters, bumps and peeling.

Apple Cider Vinegar

It's known as a natural acid that eliminates and prevents the growth of bacteria. It's attributed with multiple benefits for the treatment of pimples, dandruff control or as a facial tonic.

Almond oil

Rich in vegetable proteins and very beneficial for the skin due to the suppleness that it promotes. Almond oil moisturizes, nourishes and prevents premature aging of the skin.

Hipérico
Hierba de San Juan

Contiene propiedades antiinflamatorias, antisépticas, antibacterianas y cicatrizantes. Este aceite ayuda a sanar rozaduras, heridas, ampollas, golpes o descamaciones.

Vinagre de Manzana

Se le conoce como un ácido natural que elimina y previene el crecimiento de bacterias. Se le atribuyen múltiples beneficios para el tratamiento de los granos, el control de la caspa o como tónico facial.

Aceite de Almendras

Es rico en proteínas de origen vegetal, y muy beneficioso para la piel por la flexibilidad que le aporta, humectando, nutriéndose y previniendo que envejezca prematuramente.

ALMOND OIL EXFOLIANT

INGREDIENTS:
• 5 drops of almond oil.
• 3 strawberries.
• 2 tablespoons of sugar.

PREPARATION:
• Wash the strawberries well, remove the green leaves and the white part.
Next, chop the strawberries into small pieces and mash.
• Add the sugar and almond oil, stir until the strawberries are dissolved and the ingredients become a uniform mixture.
• Let stand for about 30 minutes. A little water will separate.
* Apply to the face with a brush and massage in a circular motion. Then remove in a warm water bath.

BENEFITS:
Eliminates impurities and dead cells, bringing brightness to our face or treated area.

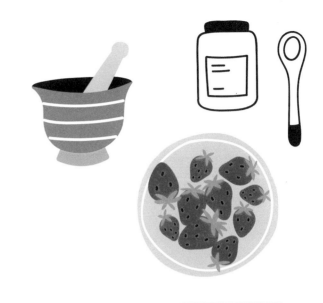

NOTES:

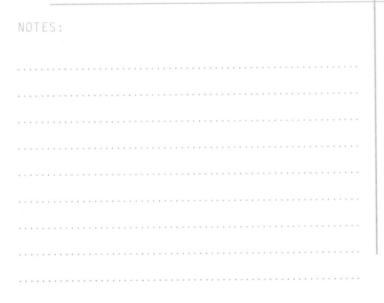

....

....

....

....

....

....

....

....

EXFOLIANTE DE ACEITE DE ALMENDRAS

INGREDIENTES:
• 5 cucharadas de aceite de almendras.
• 3 fresas.
• 2 cucharadas de azucar.

PREPARACIÓN:
• Lavar bien las fresas, quitar las hojas verdes y la parte blanca.
A continuación, trocear las fresas en pedacitos pequeños y machacar.
• Añadir el azúcar y el aceite de almendra, y remover hasta conseguir que la fresa quede deshecha y una masa homogénea de los ingredientes.
• Dejar reposar unos 30 minutos, soltará un poco de agua.
* Aplicarla con ayuda de una brocha por el rostro, y masajear de forma circular. Después retirar con un baño de agua templada.

BENEFICIOS:
Elimina impurezas y células muertas, aportando brillo a nuestro rostro, o zona tratada.

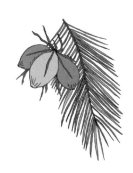

Coconut oil

Full of antioxidants and anti-inflammatory properties, minerals, vitamins E and K. Perfect for cleansing, protecting and moisturizing the skin. Soothes skin irritations, reduces blemishes and acne marks. Accelerates cell repair and eliminates dead cells.

Aceite de Coco

Es un alimento repleto de antioxidantes con poder antiinflamatorio, de minerales, y de vitaminas E y K. Es perfecto para limpiar, proteger e hidratar la piel; calma las irritaciones cutáneas; reduce las imperfecciones y las marcas del acné; acelera la reparación celular y elimina las células muertas.

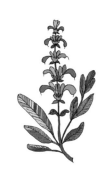

Sage

Known as a great remedy for reducing muscle pain and rheumatism. A sage bath can help with these aches and pains and is a great way to relieve stress and improve blood circulation.

Salvia

Es conocida por ser un gran remedio para reducir el dolor muscular y el reumatismo. Un baño de salvia puede ayudar con estos dolores y es una gran manera de aliviar el estrés y mejorar la circulación sanguínea.

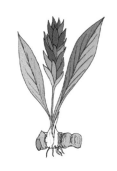

Turmeric

Effective against acne, puffiness under the eyes and wrinkles. Its antiseptic and antibacterial properties make it especially beneficial for those with oily skin, combating acne and blackheads, providing a youthful glow to the skin. A turmeric mask, for example, helps to reduce acne scars and reduces oil secretion caused by the sebaceous glands.

Cúrcuma

Eficaz contra el acné, las ojeras y las arrugas. Sus propiedades antisépticas y antibacterianas hacen que sea especialmente beneficiosa para aquellas personas que tengan la piel grasa, combatiendo el acné y las espinillas, proporcionando en gran medida un brillo juvenil a la piel. Una mascarilla de cúrcuma, por ejemplo, ayuda a aminorar las cicatrices del acné y reduce la secreción de grasa causada por las glándulas sebáceas.

TURMERIC FACIAL MASK FOR ACNE

INGREDIENTS:
- 1 tablespoon of turmeric powder.
- 1 tablespoon of yogurt.
- 1/2 teaspoon apple cider vinegar.
- 1 tablespoon of fresh lemon juice.

PREPARATION:
- Add the ingredients and mix until a uniform mixture is obtained.
- Let stand for 5 minutes to obtain a better concentration.
- Apply to the face with a brush being careful to avoid the skin just around your eyes and your lips.
* Leave on for 15 minutes and rinse with warm water. This can be applied about twice a week and at night, since sun exposure can cause skin blemishes.

BENEFITS:
Combats excess sebum, helping to reduce acne, eczema, psoriasis, wrinkles and puffiness under the eyes.

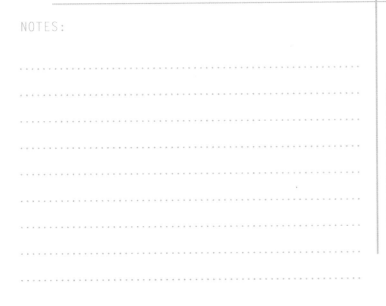

NOTES:

....

....

....

....

....

....

....

....

....

MASCARILLA FACIAL DE CÚRCUMA PARA EL ACNÉ

INGREDIENTES:
- 1 cucharada de cúrcuma en polvo.
- 1 cucharada de yogurt.
- 1/2 cucharadita de vinagre de manzana.
- 1 cucharada de jugo de limón fresco.

PREPARACIÓN:
- Añadir los ingredientes y mezclar hasta conseguir una mezcla homogénea.
- Dejar reposar 5 minutos para conseguir mejor consistencia.
- Aplicarla con ayuda de una brocha por el rostro, evitando el contorno de ojos y labios.
* Dejar actuar unos 15 minutos y aclarar con agua tibia. Se puede hacer unas dos veces por semana y de noche, ya que con la exposición solar puede provocar manchas en la piel.

BENEFICIOS:
Combate los excesos de sebo, ayudando a reducir acné, el eczema, la psoriasis, las arrugas y las ojeras.

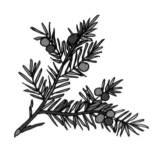

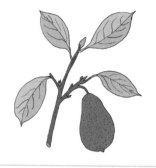

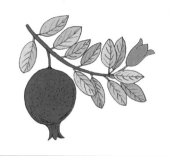

Juniper Berries

Its antiseptic properties help eliminate toxins from the kidneys and can also reduce fluid retention. Use juniper oil for cellulite. It is rich in different acids, which provide excellent benefits to the skin.

Avocado

Like other fatty foods, it stands out above all for its vitamin E, which protects the cell membrane and its nucleus. It also provides vitamin C and A, and a great variety of minerals (potassium, calcium, magnesium, phosphorus, iron, copper and zinc).

Pomegranate

It has a high content of vitamins A, B5, C and E, as well as natural phenols, potassium and folic acid. It is also an antioxidant, fights free radicals and prevents cellular aging.

Bayas de Enebro

Sus propiedades antisépticas ayudan a eliminar las toxinas de los riñones y también puede reducir la retención de líquidos. Usar aceite de enebro para la celulitis, cuenta con una riqueza en diferentes ácidos, lo cual le brinda excelentes propiedades a la piel.

Palta / Aguacate

Como otros alimentos grasos, destaca sobre todo por su vitamina E, que protege la membrana de las células y su núcleo. También aporta vitamina C y A, y una gran variedad de minerales (potasio, calcio, magnesio, fósforo, hierro, cobre y cinc).

Granada

Posee un alto contenido de vitaminas A, B5, C y E, además de fenoles naturales, potasio y ácido fólico. Además es antioxidante, combate los radicales libres e impide el envejecimiento celular.

POMEGRANATE REGENERATING FACE MASK

INGREDIENTS:
- 1/2 glass of pomegranate juice.
- 50 grams of white clay.
- 3 tablespoons of extra virgin olive oil.

PREPARATION:
- Add the ingredients and mix until a creamy mixture is achieved.
- Let stand for 5 minutes to obtain a better concentration.
- Apply with a brush to the face, avoiding the skin just around the eyes and lips.
* Leave on for 15 minutes and rinse with warm water. We recommend you avoid exposure to direct sunlight after use.

BENEFITS:
Pomegranate antioxidants fight free radicals, the main cause of skin aging, and stimulate natural collagen and elastin.

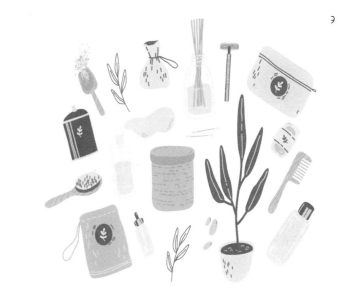

NOTES:

. . . .

. . . .

. . . .

. . . .

. . . .

. . . .

. . . .

MASCARILLA FACIAL REGENERADORA DE GRANADA

INGREDIENTES:
- 1/2 vaso de jugo de granada.
- 50 gr de arcilla blanca.
- 3 cucharadas de aceite de oliva extra.

PREPARACIÓN:
- Añadir los productos y mezclar hasta conseguir una mezcla cremosa.
- Dejar reposar 5 minutos para conseguir mejor consistencia.
- Aplicar con ayuda de una brocha por el rostro, evitando el contorno de ojos y labios.
* Dejar actuar durante 15 minutos y aclarar con agua tibia. Se recomienda no exponerse a la luz solar directa después de usarla.

BENEFICIOS:
Los antioxidantes de la granada combaten los radicales libres, principal causante del envejecimiento cutáneo, y estimulan el colágeno y elastina natural.

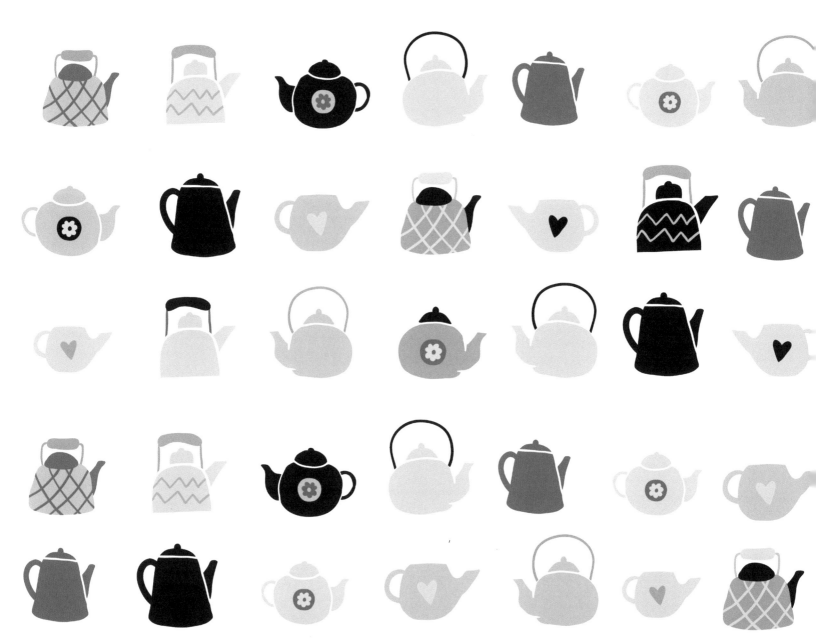

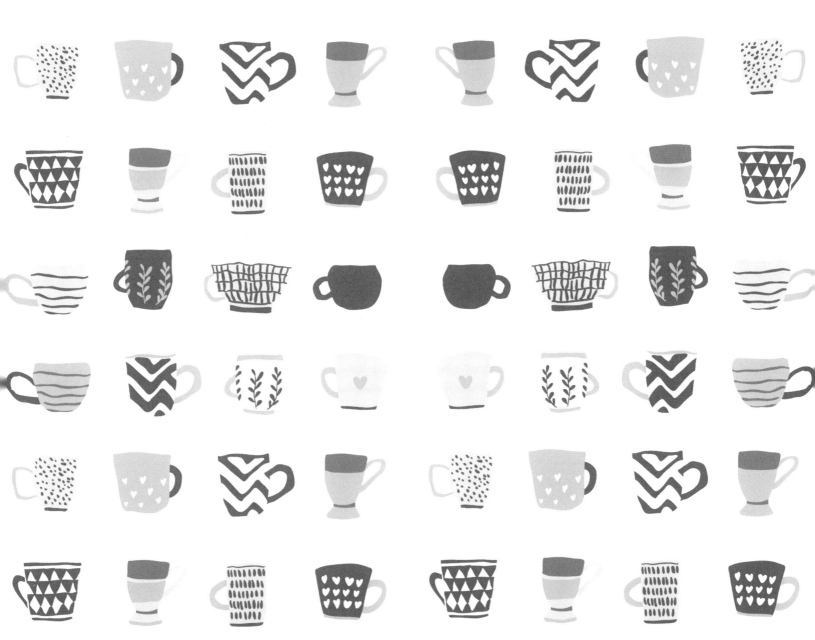

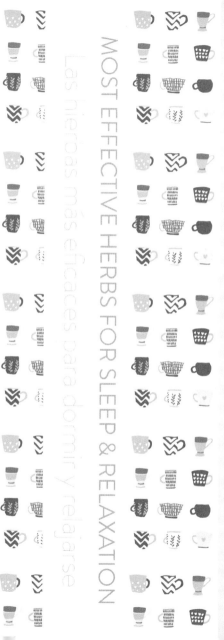

MOST EFFECTIVE HERBS FOR SLEEP & RELAXATION

Las hierbas más eficaces para dormir y relajarse

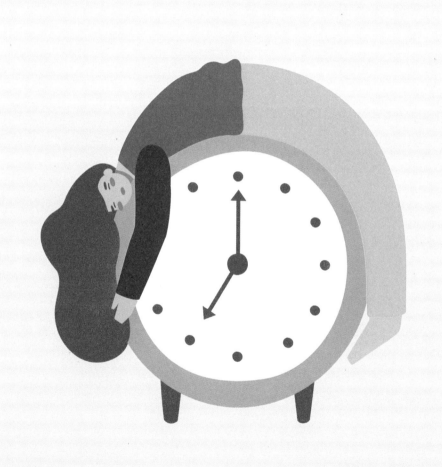

SLEEPING SOUNDLY EXTENDS YOUR LIFE!

Although insomnia can have many causes, one of the most common is stress.
For this reason, experts advise maintaining a series of habits to promote sleep hygiene, such as not using electronic devices before going to sleep, establishing a regular sleep schedule, or practicing sports on a regular basis. In addition, there are home remedies based on plants with medicinal properties that can promote relaxation and help you fall asleep.
Here is a series of traditional herbs and infusions to take before going to bed, or during the day to get the relaxation your body is asking for.

¡DORMIR PROFUNDAMENTE ALARGA LA VIDA!

Aunque el insomnio puede deberse a múltiples causas, una de las más habituales es el estrés.
Por esta razón, los expertos aconsejan mantener una serie de hábitos para favorecer la higiene del sueño, por ejemplo no utilizar dispositivos electrónicos antes de ir a dormir, establecer un horario regular de sueño, o practicar deporte de forma regular. Además, existen remedios caseros basados en plantas con propiedades medicinales que pueden favorecer la relajación y contribuir a conciliar el sueño.
A continuación presentamos una serie de hierbas e infusiones tradicionales para tomar antes de ir a la cama, o durante el día para conseguir la relajación que te pide el cuerpo.

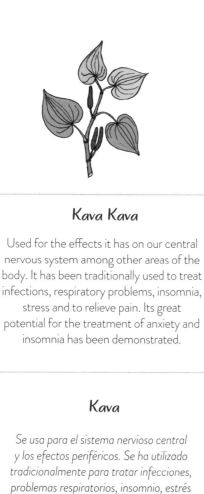
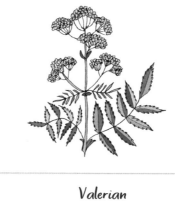
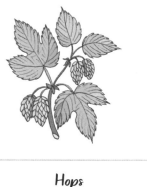

Kava Kava

Used for the effects it has on our central nervous system among other areas of the body. It has been traditionally used to treat infections, respiratory problems, insomnia, stress and to relieve pain. Its great potential for the treatment of anxiety and insomnia has been demonstrated.

Valerian

Used for its tranquilizing, relaxing and sleep-inducing effects. It is a plant that acts as a sedative agent, relaxing the nervous system and the brain, so it is often recommended for people with sleep disorders, or to relieve stress.

Hops

Used for brewing beer. Hops is a sedative and bitter medicinal plant. It is recommended for both nervous and digestive disorders.

Kava

Se usa para el sistema nervioso central y los efectos periféricos. Se ha utilizado tradicionalmente para tratar infecciones, problemas respiratorios, insomnio, estrés y para aliviar el dolor. Se ha demostrado su gran potencial para el tratamiento de la ansiedad y el insomnio.

Valeriana

Se utiliza por su acción tranquilizante, relajante e inductora del sueño, es una planta que actúa como un agente sedante, relajando el sistema nervioso y el cerebro, por lo que se suele recomendar a personas con trastornos del sueño, o para aliviar el estrés.

Lúpulo

Se usa para la elaboración de la cerveza, es una planta medicinal sedante y amarga, por lo que se aplica tanto para los desórdenes nerviosos como digestivos.

INFUSION OF VALERIAN AND HOPS LEAVES

INGREDIENTS:
• 15 grams of dried valerian leaves.
• 10 grams of dried hops.
• 300 ml of water.

PREPARATION:
• Pour the water in a saucepan and boil. Add the dried valerian leaves and hops.
• Let stand for 10 minutes to obtain a better concentration.
• Strain to avoid swallowing fibers, and sweeten to taste.
It can be taken during the day, but for a better rest it is recommended 30 minutes before going to sleep.
* This infusion is not recommended for pregnant or breastfeeding women.

BENEFITS:
It is indicated for the symptomatic treatment of temporary and mild states of nervousness or occasional difficulty in falling asleep.

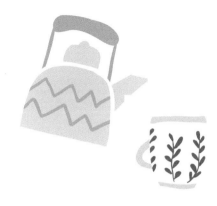

NOTES:

. . . .

. . . .

. . . .

. . . .

. . . .

. . . .

. . . .

INFUSIÓN DE VALERIANA Y HOJAS DE LÚPULO

INGREDIENTES:
• 15 gr de hojas secas de valeriana.
• 10 gr de hojas secas de lúpulo.
• 300 ml de agua.

PREPARACIÓN:
• Verter el agua en un cazo y hervir, agregar las hojas secas de valeriana y lúpulo.
• Dejar reposar 10 minutos para conseguir una mejor concentración.
• Colar para evitar tragar hebras, y endulzar al gusto.
Se puede tomar durante el día, pero para conseguir un mejor descanso se recomienda 30 minutos antes de ir a dormir.
* No se recomienda esta infusión en mujeres embarazadas o que se encuentran en periodo de lactancia.

BENEFICIOS:
Está indicado en el tratamiento sintomático de los estados temporales y leves de nerviosismo o de la dificultad ocasional para conciliar el sueño.

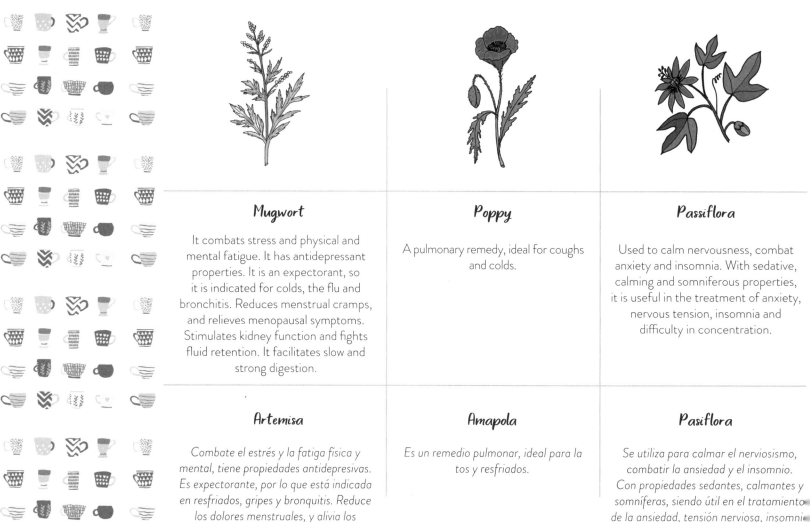

Mugwort

It combats stress and physical and mental fatigue. It has antidepressant properties. It is an expectorant, so it is indicated for colds, the flu and bronchitis. Reduces menstrual cramps, and relieves menopausal symptoms. Stimulates kidney function and fights fluid retention. It facilitates slow and strong digestion.

Artemisa

Combate el estrés y la fatiga física y mental, tiene propiedades antidepresivas. Es expectorante, por lo que está indicada en resfriados, gripes y bronquitis. Reduce los dolores menstruales, y alivia los síntomas de la menopausia. Estimula la función de los riñones y combate la retención de líquidos. Facilita las digestiones lentas y pesadas, purifica la sangre y facilita la eliminación de toxinas.

Poppy

A pulmonary remedy, ideal for coughs and colds.

Amapola

Es un remedio pulmonar, ideal para la tos y resfriados.

Passiflora

Used to calm nervousness, combat anxiety and insomnia. With sedative, calming and somniferous properties, it is useful in the treatment of anxiety, nervous tension, insomnia and difficulty in concentration.

Pasiflora

Se utiliza para calmar el nerviosismo, combatir la ansiedad y el insomnio. Con propiedades sedantes, calmantes y somníferas, siendo útil en el tratamiento de la ansiedad, tensión nerviosa, insomnio y dificultad de concentración.

PASSIONFLOWER INFUSION FOR INSOMNIA

INGREDIENTS:
- 10 grams of dried passionflower leaves.
- 10 grams of dried hops.
- 10 grams of dried poppy leaves.
- 10 grams of dried valerian leaves.
- 300 ml of water.

PREPARATION:
- Pour the water in a saucepan and boil. Add the dried passionflower, hops, poppy and valerian leaves. Boil for at least 3 minutes and remove from heat.
- Let stand for 10 minutes to obtain a better concentration.
- Strain to avoid swallowing fibers, and sweeten to taste.
* We recommend you take this 50 minutes before going to sleep.

BENEFITS:
An excellent natural remedy to combat insomnia, and help to have a deep sleep without interruption.

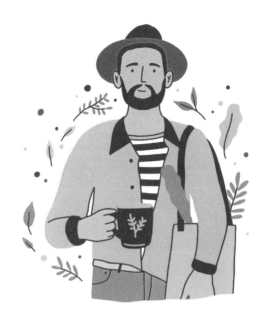

NOTES:

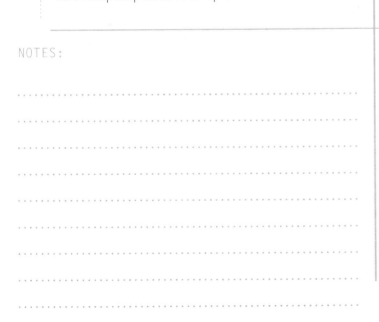

INFUSIÓN DE PASIFLORA PARA EL INSOMNIO

INGREDIENTES:
- 10 gr de hojas secas de pasiflora.
- 10 gr de hojas secas de lúpulo.
- 10 gr de hojas secas de amapola.
- 10 gr de hojas secas de valeriana.
- 300 ml de agua.

PREPARACIÓN:
- Verter el agua en un cazo y hervir, agregar las hojas secas de pasiflora, lúpulo, amapola, valeriana. Dejar cocer al menos 3 minutos y retirar del fuego.
- Dejar reposar 10 minutos para conseguir una mejor concentración.
- Colar para evitar tragar hebras, y endulzar al gusto.
* Se recomienda tomar 50 minutos antes de ir a dormir.

BENEFICIOS:
Es un excelente remedio natural para combatir el insomnio, y ayudar a tener un sueño profundo sin interrupciones.

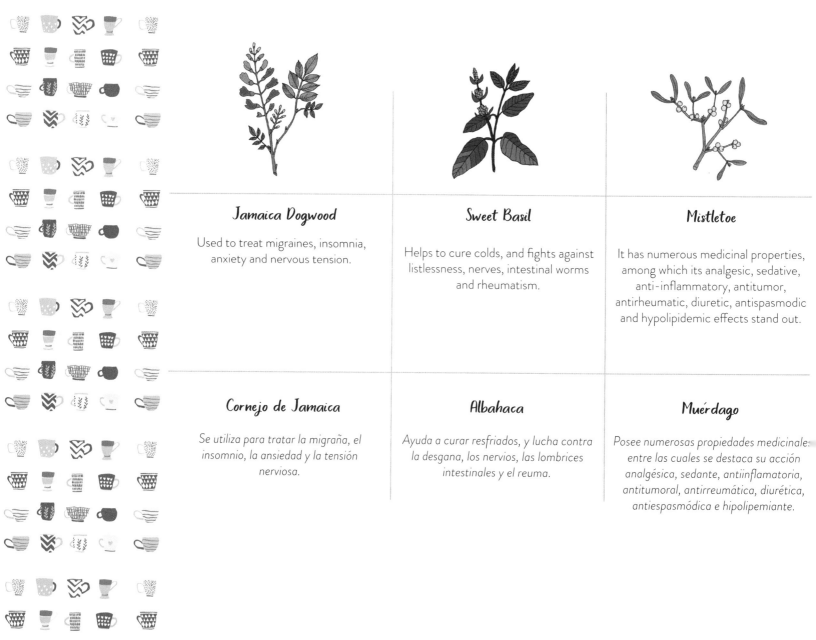

Jamaica Dogwood

Used to treat migraines, insomnia, anxiety and nervous tension.

Sweet Basil

Helps to cure colds, and fights against listlessness, nerves, intestinal worms and rheumatism.

Mistletoe

It has numerous medicinal properties, among which its analgesic, sedative, anti-inflammatory, antitumor, antirheumatic, diuretic, antispasmodic and hypolipidemic effects stand out.

Cornejo de Jamaica

Se utiliza para tratar la migraña, el insomnio, la ansiedad y la tensión nerviosa.

Albahaca

Ayuda a curar resfriados, y lucha contra la desgana, los nervios, las lombrices intestinales y el reuma.

Muérdago

Posee numerosas propiedades medicinales entre las cuales se destaca su acción analgésica, sedante, antiinflamatoria, antitumoral, antirreumática, diurética, antiespasmódica e hipolipemiante.

MISTLETOE LEAVES MASH

INGREDIENTS:
• Mistletoe
• Wheat germ oil.

PREPARATION:
Depending on the glass bottle and its dimensions:
• Fill with mistletoe leaves to the top.
• Pour enough wheat germ oil to cover all the leaves.
• Allow to steep for 30 days in a dark, dry place.

BENEFITS:
This mash is indicated to reduce the feeling of tired legs.
Apply every evening with the legs elevated and perform
a gentle circular massage. The relief it will provide will be
perfect for a better rest.

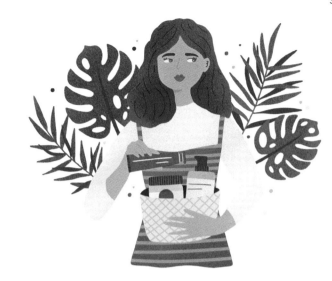

NOTES:

....

....

....

....

....

....

....

....

MACERADO DE HOJAS DE MUÉRDAGO

INGREDIENTES:
• Muérdago.
• Aceite de germen de trigo.

PREPARACIÓN:
Según el frasco de cristal y sus dimensiones:
• Rellenar con hojas de muérdago hasta la parte superior.
• Verter el aceite de germen de trigo hasta cubrir todas las hojas.
• Dejar macerar durante 30 días en un sitio oscuro y seco.

BENEFICIOS:
Este macerado está indicado para reducir la sensación de piernas
cansadas. Aplicar cada noche con las piernas en alto y efectuar
un masaje suave y circulatorio. El alivio que nos proporcionará
será perfecto para descansar mejor.

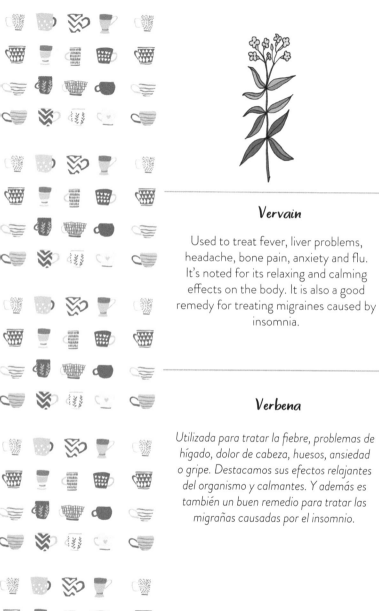

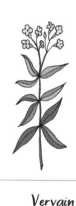

Vervain

Used to treat fever, liver problems, headache, bone pain, anxiety and flu. It's noted for its relaxing and calming effects on the body. It is also a good remedy for treating migraines caused by insomnia.

Lavender

This is a plant recommended for any age. Its regenerating, anti-inflammatory, healing and sedative properties make it a magnificent natural aide. Recommended for muscle aches and pains.

Great Mullein

Known to mitigate common respiratory diseases, and relief of anxiety.

Verbena

Utilizada para tratar la fiebre, problemas de hígado, dolor de cabeza, huesos, ansiedad o gripe. Destacamos sus efectos relajantes del organismo y calmantes. Y además es también un buen remedio para tratar las migrañas causadas por el insomnio.

Lavanda

Esta es una planta recomendable para cualquier edad, sus propiedades regeneradoras, antiinflamatorias, cicatrizantes, y sedantes, la convierten en una magnífica aliada. Recomendada para los dolores musculares.

Mullein

Conocido por mitigar enfermedades respiratorias comunes, y el alivio de la ansiedad.

LAVENDER MASSAGE OIL

INGREDIENTS:
• 5 ml of lavender essential oil.
• 1 ml of eucalyptus essential oil.
• 5 ml of almond oil.

PREPARATION:
• Add the ingredients and mix until a uniform mixture is obtained, and transfer to a glass container.
• Let stand for 5 minutes to obtain a better concentration.

BENEFITS:
Relief of muscular pain and headache. Put a small amount in the palm of your hand and warm by rubbing your hands together. Rub on the temples and the nape of the neck in case of cervical tension. It can be repeated as many times as needed.

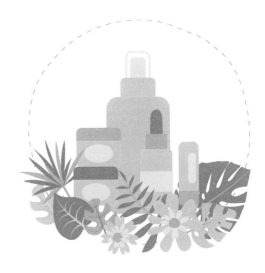

NOTES:

....

....

....

....

....

....

....

....

ACEITE DE MASAJE DE LAVANDA

INGREDIENTES:
• 5 ml de aceite esencial de lavanda.
• 1 ml de esencia de eucalipto.
• 5 ml de aceite de almendras.

PREPARACIÓN:
• Añadir los productos y mezclar hasta conseguir una mezcla homogénea, y pasar a nuestro recipiente de cristal.
• Dejar reposar 5 minutos para conseguir mejor consistencia.

BENEFICIOS:
Alivio de dolores musculares y de cefalea. Poner una cantidad pequeña en la palma de la mano y calentar mediante fricción, frotar las sienes y la nuca en caso de tensión cervical. Se puede repetir tantas veces como necesitemos.

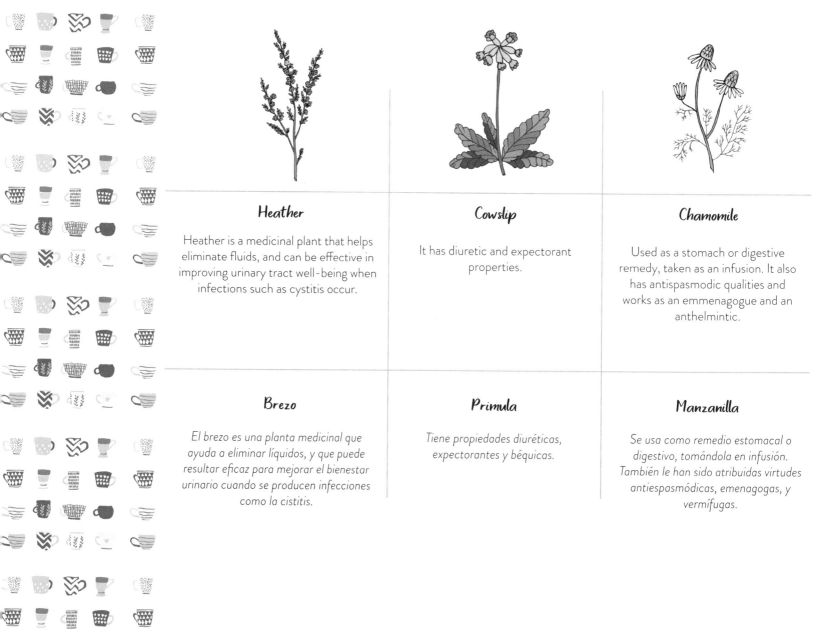

Heather

Heather is a medicinal plant that helps eliminate fluids, and can be effective in improving urinary tract well-being when infections such as cystitis occur.

Cowslip

It has diuretic and expectorant properties.

Chamomile

Used as a stomach or digestive remedy, taken as an infusion. It also has antispasmodic qualities and works as an emmenagogue and an anthelmintic.

Brezo

El brezo es una planta medicinal que ayuda a eliminar líquidos, y que puede resultar eficaz para mejorar el bienestar urinario cuando se producen infecciones como la cistitis.

Primula

Tiene propiedades diuréticas, expectorantes y béquicas.

Manzanilla

Se usa como remedio estomacal o digestivo, tomándola en infusión. También le han sido atribuidas virtudes antiespasmódicas, emenagogas, y vermífugas.

CHAMOMILE BODY OIL

INGREDIENTS:
· 30 ml of jojoba oil.
· 30 ml of almond oil.
· 1 bundle of fresh chamomile.

PREPARATION:
· Place the chamomile flowers in a glass container with a lid, and add the oils. The oil should cover all the flowers well.
· Subsequently, cover the container and let it stand for 15 to 20 days in a cool place, away from light.
· After the recommended days have passed, strain the oil and place in a clean container. There should be only oil, no flowers.

BENEFITS:
Its aroma is an excellent aide for calming us down. We can use this oil at night, as it will help us relax and achieve a better rest.

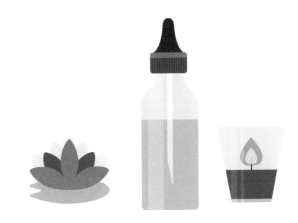

NOTES:
....
....
....
....
....
....
....

ACEITE CORPORAL DE MANZANILLA

INGREDIENTES:
· 30 ml de aceite de jojoba.
· 30 ml de aceite de almendras.
· 1 atado de manzanilla fresca.

PREPARACIÓN:
· Poner las flores de manzanilla en un recipiente de vidrio con tapa, y agregar los aceites. El aceite debe cubrir bien todas las flores.
· Posteriormente, tapar el recipiente y dejar reposar de 15 a 20 días en un lugar fresco, y alejado de la luz.
· Pasados los días recomendados, colar el aceite y depositar en un recipiente limpio. Solo debe haber aceite, ninguna flor.

BENEFICIOS:
Su aroma es un excelente aliado para calmarnos. Podemos usar este aceite por las noches, ya que nos ayudará a relajarnos y tener un mejor descanso.

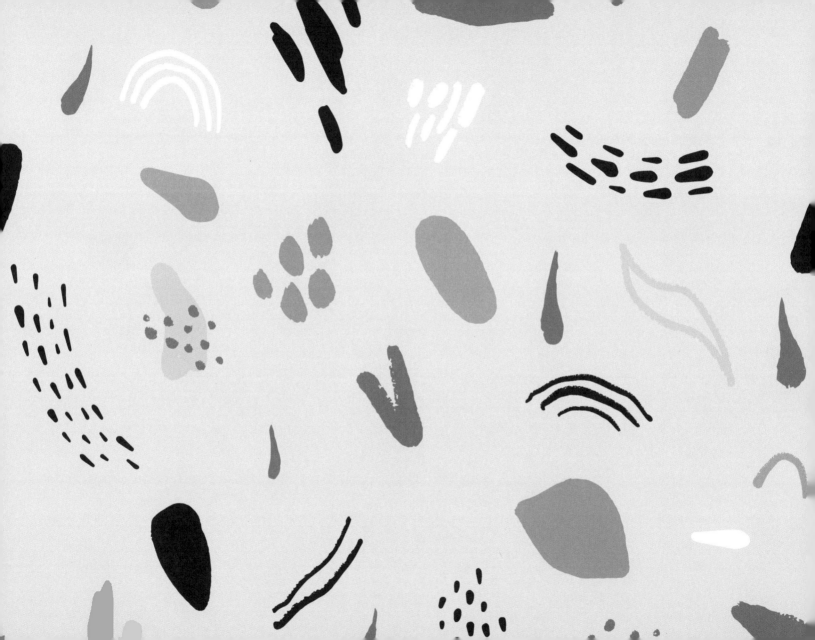

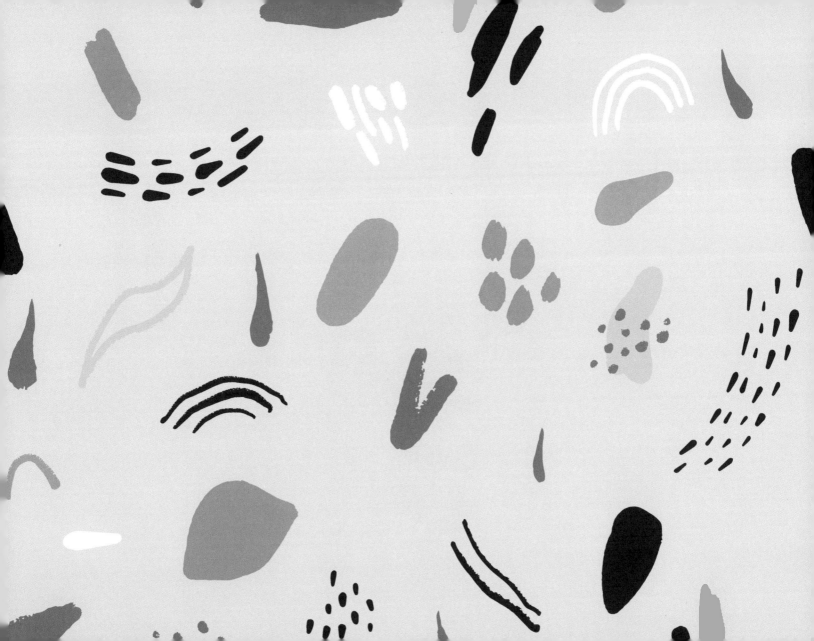

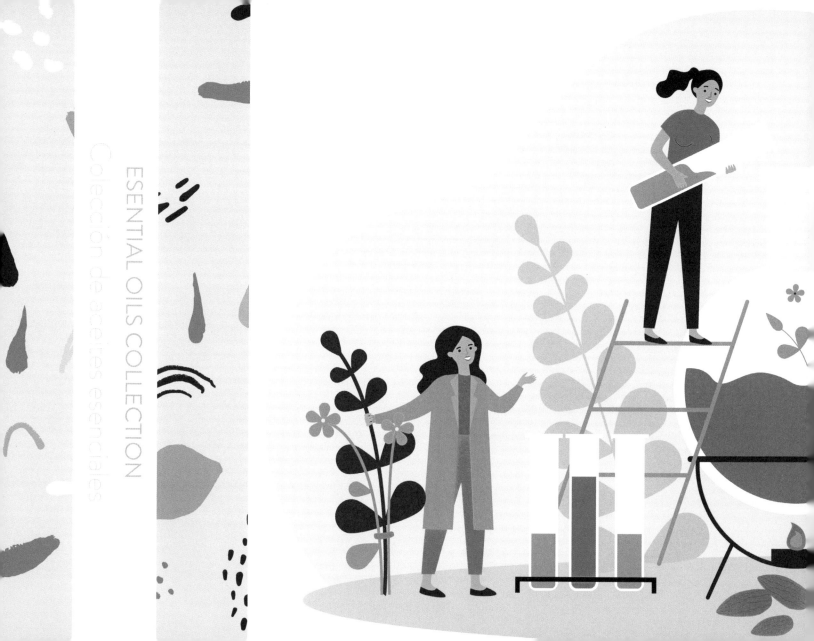

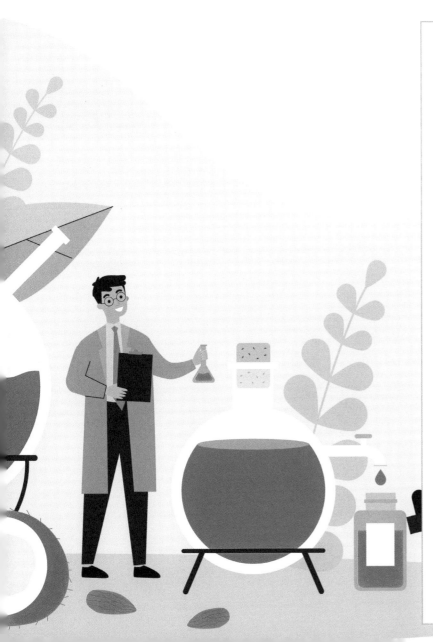

ESSENTIAL OILS, A SOURCE OF WELL-BEING

The use of essential oils is associated with improving our health, and finding physical and mental well-being, creating a healthy lifestyle.

We can use oils to stimulate our natural defenses through smell, using diffusers.
Aromatherapy is a self-care technique, which helps to relieve anxiety and depression, improving our quality of sleep. It is a form of supplementary or alternative medicine. We can also use it topically by applying it to the body in circulatory massage-like movements, in aromatic baths or as a poultice.

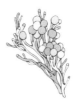

LOS ACEITES ESENCIALES, FUENTE DE BIENESTAR

El uso de aceites esenciales está asociado a mejorar nuestra salud, y a encontrar un bienestar tanto físico como mental, creando un estilo de vida saludable.

Podemos usar aceites para estimular nuestras defensas a través del olor, usando difusores.
La aromaterapia es una técnica de cuidado, que ayuda al alivio de la ansiedad y la depresión, mejorando nuestra calidad del sueño. Se usa como medicina complementaria o alternativa, y también podemos usarla vía tópica, por medio de la aplicación en el cuerpo mediante un masaje circulatorio, o relajante, en baños aromáticos o como cataplasma.

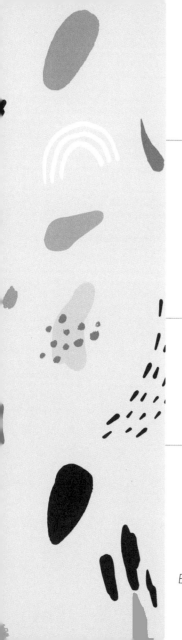

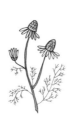

Chamomile

Anti-inflammatory, suitable for all skin types.

Camomila

Antiinflamatoria, conviene a todas las pieles.

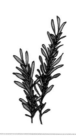

Rosemary

Toning, it restores radiance to weak hair.

Romero

Tonificante, devuelve el resplandor a los cabellos débiles.

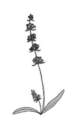

Lavander

Antibacterial, balances dry and irritated skin.

Lavanda

Bactericida, equilibra las pieles secas e irritadas.

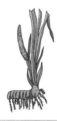

Calamus

Effective on external hematomas and varicose veins.

Cálamo

Efectivo en hematomas externos y varices.

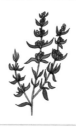

Hyssop

Very effective for respiratory problems and colds.

Hisopo

Es muy eficaz en los problemas respiratorios, contra los catarros.

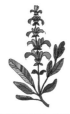

Sage

A tonic that facilitates hair growth.

Salvia

Tónico para facilitar el crecimiento del cabello.

SAGE TONIC FOR HAIR CARE

INGREDIENTS:
- Sage leaves.
- Thyme leaves.
- Rosemary leaves.
- 2 liters of water.

PREPARATION:
- Boil 2 liters of water for five minutes with the leaves of our 3 herbs.
- Strain to remove the leaves and allow to cool.
- In the final rinse, apply the solution all over your hair, giving strength and shine to your hair in a natural way.

BENEFITS:
Sage, combined with other herbs such as thyme and rosemary, provides strength to the hair fiber, preventing hair loss and oxidation. It also restores its natural shine.

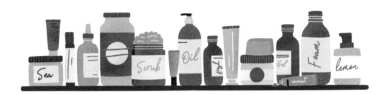

NOTES:

....

....

....

....

....

....

....

....

TÓNICO DE SALVIA PARA EL CUIDADO DEL CABELLO

INGREDIENTES:
- Hojas de salvia.
- Hojas de tomillo.
- Hojas de romero.
- 2 litros de agua.

PREPARACIÓN:
- Hervir 2 litros de agua durante cinco minutos junto a las hojas de nuestras 3 hierbas.
- Colar para eliminar el resto de las hojas, y dejar enfriar.
- En el aclarado final, aplicar la solución sobre todo el pelo, aportando fuerza y brillo al cabello de manera natural.

BENEFICIOS:
La salvia combinada con otras hierbas, como el tomillo y el romero, aporta fuerza a la fibra del cabello, evitando su caída y oxidación. Además le devuelve su brillo natural.

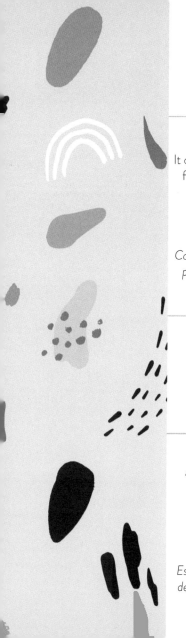

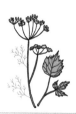

Anise

It contains antiseptic properties and is ideal for treating skin damage and infections.

Anís

Contiene propiedades antisépticas, y es ideal para tratar daños e infecciones cutáneas.

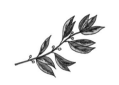

Laurel

Used to relieve muscle or joint pain, as well as neuralgia. It can also be added to bath water to induce a relaxing effect.

Laurel

Se utiliza para aliviar el dolor muscular o articular, así como la neuralgia. También puede ser añadido al agua de baño para inducir un efecto relajante.

Marjoram

Marjoram essential oil acts positively on stress and anxiety.

Origanum Majorana

El aceite esencial de mejorana actúa positivamente sobre el estrés y la ansiedad.

Eucalyptus

An antiseptic oil, which helps to relieve tired or numb muscles, and heals the scalp.

Eucalipto

Es un aceite antiséptico, que ayuda al alivio de los músculos cansados o entumecidos, y para sanear el cuero cabelludo.

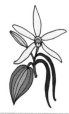

Vanilla

It has properties that help fight depression, stress, low libido and insomnia.

Vainilla

Cuenta con propiedades que permiten combatir la depresión, el estrés, la libido baja o el insomnio.

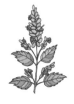

Patchouli

Excellent for skin care, helping to improve the appearance of signs of aging, blemishes and imperfections. Moisturizes and adds shine.

Pachulí

Es excelente para el cuidado de la piel, ayudando a mejorar la apariencia de los signos de la edad, manchas e imperfeccione Hidrata y aporta brillo.

PATCHOULI OIL FOR SKIN AND HAIR CARE

INGREDIENTS:
- Dried patchouli leaves.
- Jojoba oil.
- 1 glass jar.

PREPARATION:
- Fill the glass jar with the dried patchouli leaves leaving about 2 centimeters free at the top.
- Coat the leaves with the jojoba oil.
- Place the closed jar in a pot of very hot water (almost to a boil), and leave it in the pot until the water cools down.
- Let stand for 30 days in a dry and dark place, shaking the jar twice a day (morning and evening).
- After a month, strain the oil to remove the leaves.

BENEFITS:
Jojoba oil contains vitamin E, fatty acids and other nutrients that are associated with skin and hair care.

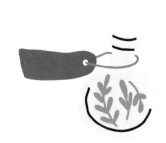
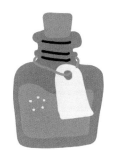

NOTES:

. . . .
. . . .
. . . .
. . . .
. . . .
. . . .
. . . .

ACEITE DE PACHULÍ PARA EL CUIDADO DE LA PIEL Y EL CABELLO

INGREDIENTES:
- Hojas secas de pachulí.
- Aceite de jojoba.
- 1 tarro de cristal.

PREPARACIÓN:
- Rellenar el tarro de cristal con las hojas secas de pachulí dejando en la parte superior unos 2 centímetros libres.
- Cubrir las hojas con el aceite de jojoba.
- Introducir el tarro cerrado en una olla con agua muy caliente (cocción sin ebullición), y dejarlo dentro hasta que el agua se enfríe.
- Dejar reposar durante 30 días en un lugar seco y oscuro, y agitar el tarro 2 veces al día (mañana y noche).
- Transcurrido un mes, colar el aceite para eliminar las hojas.

BENEFICIOS:
El aceite de jojoba contiene vitamina E, ácidos grasos y otros nutrientes que se asocian al cuidado de la piel y el cabello.

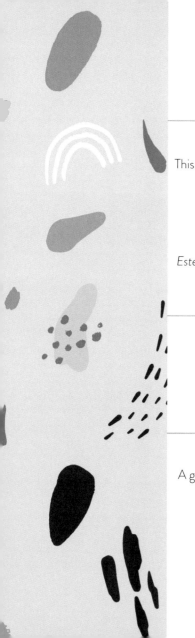

Jasmine

This is a stimulating oil, an aphrodisiac, and helps to elevate mood.

Jazmín

Este es un aceite estimulante, afrodisíaco, y ayuda a elevar el estado de ánimo.

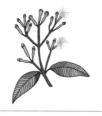

Clove

A great remedy for infections and inflammations of the mouth.

Clavo

Es un gran remedio para infecciones e inflamaciones en la boca.

Valerian

Recommended for people suffering from sleep disorders, especially in chronic or severe cases.

Valeriana

Se recomienda para personas que padece trastornos del sueño, sobre todo en caso crónicos o severos.

Thyme

A great anti-bacterial that helps to fight all types of infections.

Tomillo

Es un gran bactericida, y ayuda a combatir todo tipo de infecciones.

Bitter orange

Bitter Orange a relaxing effect on the body, promoting serene sleep.

Naranja amarga

Tiene un efecto relajante sobre el cuerpo, favoreciendo el sueño sereno.

Gaultheria

Reduces swelling and irritation around muscles, tissues and joints.

Gaulteria

Reduce la hinchazón y la irritación que se produce alrededor de los músculos, tejidos articulaciones.

ORANGE ESSENTIAL OIL TO RELAX AND REDUCE STRESS

INGREDIENTS:
- Bitter Orange peel.
- Refined sunflower oil.
- 1 wide glass jar.
- Strainer with cheesecloth or coffee filter

PREPARATION:
- Peel the bitter oranges to obtain the peel, and remove as much of the white parts as possible.
- Cover the peels with refined sunflower oil, let it macerate to help to awaken all its active ingredients.
- Close the jar tightly and let stand in a dry and dark place for 2 weeks.
- After 2 weeks, strain the oil and place in a more convenient container for use.

BENEFITS:
Helps to relax nerves, reduce stress and balance your mood.

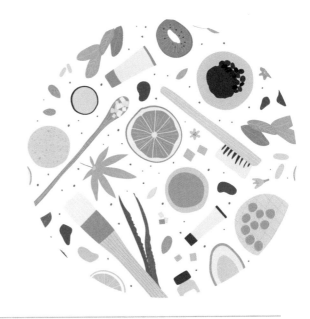

NOTES:

....

....

....

....

....

....

....

....

ACEITE ESENCIAL DE NARANJA PARA RELAJAR, Y DISMINUIR EL ESTRES

INGREDIENTES:
- Cáscara de naranja amarga.
- Aceite de refinado de girasol.
- 1 tarro de cristal ancho.
- Colador con estopilla o filtro de café

PREPARACIÓN:
- Pelar muy bien las naranjas amargas para obtener la cáscara, y quitar en lo posible las partes blancas de estas.
- Cubrir las cáscaras con el aceite refinado de girasol, para dejar macerar y así que ayude a despertar todos sus principios activos.
- Cerrar bien el tarro y dejar reposar en un lugar seco y oscuro, durante 2 semanas.
- Transcurridas las 2 semanas, colar el aceite y colocar en un recipiente más cómodo para su uso.

BENEFICIOS:
Ayuda a relajar los nervios, disminuir el estrés y equilibra el estado de ánimo.

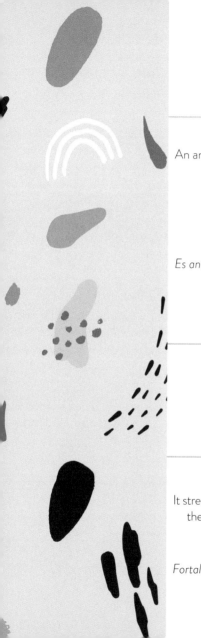

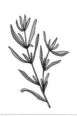

Tarragon

An antioxidant that helps to slow the aging process.

Estragón

Es antioxidante, y ayuda a reducir el proceso de envejecimiento.

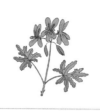

Geranium

The common geranium is used to regulate sebaceous secretions in oily or combination skin.

Geranio

El geranio común se emplea para regular las secreciones sebáceas en las pieles grasas o mixtas.

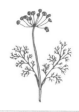

Dill

Facilitates digestion and fights flatulence. It is a diuretic that helps strengthen the immune system. It also relieves menstrual cramps and soothes hemorrhoids.

Eneldo

Facilita la digestión y combate las flatulencias. Es diurético, ayudando a reforzar el sistema inmunológico. También alivia los dolores menstruales, y calma las hemorroides.

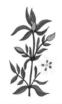

Gum Rockrose

It strengthens the immune system and helps the body to generate natural defenses.

Cistus Ladanifer

Fortalece el sistema inmunológico y ayuda al organismo a generar defensas.

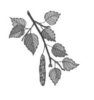

Silver Birch

It has a relaxing effect, promoting the quality of sleep.

Betula Pendula

Tiene un efecto relajante sobre el cuerpo, favoreciendo el sueño sereno.

Ylang-ylang

A powerful sedative that is used to reduce anxiety.

Flor de Cananga

Es un poderoso sedante y se usa para reducir la ansiedad.

GERANIUM OIL TO REDUCE VARICOSE VEINS INFLAMMATION

INGREDIENTS:
- 4 grams of fresh geranium leaves.
- Olive or almond oil.
- 1 wide glass jar.
- Strainer with cheesecloth or coffee filter.

PREPARATION:
- Wash the geranium leaves with cold water and dry with a paper towel.
- Pour 1 cup of olive or almond oil over the fresh leaves in a clean, dry pot.
- Simmer for one hour at low temperature.
- Once it has cooled, strain our oil and place in a glass jar.

BENEFITS:
It is highly recommended for people with circulatory problems.

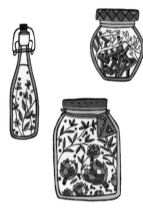

NOTES:

. . . .

. . . .

. . . .

. . . .

. . . .

. . . .

. . . .

. . . .

ACEITE DE GERANIO PARA DESINFLAMAR LAS VARICES

INGREDIENTES:
- 4 gr de hojas frescas de geranio.
- Aceite de oliva o de almendras.
- 1 tarro de cristal ancho.
- Colador con estopilla o filtro de café.

PREPARACIÓN:
- Lavar con agua fría las hojas de geranio y secar con papel de cocina.
- Verter en una olla limpia y seca 1 taza de aceite de oliva o de almendras junto con las hojas frescas.
- Cocer durante una hora a baja temperatura.
- Una vez se ha enfriado, colar nuestro aceite y envasar en un frasco de vidrio.

BENEFICIOS:
Es altamente recomendado para personas con problemas circulatorios.

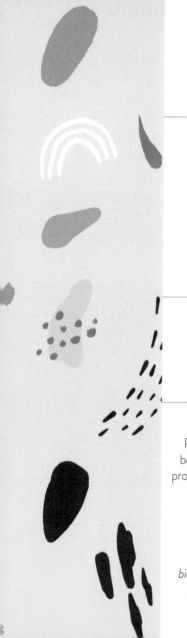

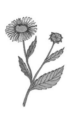

Inula

For acne, scars and herpes.

Helenio

Para el acné, cicatrices y herpes.

Basil

Combats insomnia, fatigue and anxiety. It also has great antibacterial and anti-inflammatory properties.

Albahaca

Combate el insomnio, la fatiga y la ansiedad. También cuenta con un alto poder antibacteriano y antiinflamatorio.

Cinnamon

Helps the digestive system, treats urinary, oral and skin infections... relieves chronic fatigue, depression...

Canela

Ayuda al sistema digestivo, a tratar infecciones urinarias, bucales, cutáneas... alivia el cansancio crónico, la depresión...

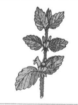

Melissa

Provides a state of serenity and well-being, generating a restful sleep. It also produces an antibacterial effect, improves digestion and prevents colic.

Melisa

Aporta un estado de serenidad y bienestar, generando un sueño reparador. Además tiene efecto antibacteriano, mejora la digestión y evita cólicos.

Immortelle

It has important regenerative, moisturizing and antioxidant properties. Helps fight wrinkles and lack of skin firmness, providing brightness and luminosity.

Siempreviva

Cuenta con importantes propiedades regenerativas, hidratantes y antioxidantes. Ayuda a combatir las arrugas y la falta de firmeza, aportando brillo y luminosidad.

Common juniper

Its properties help drainage throughout the body and contribute to joint comfort.

Enebro común

Sus propiedades ayudan al drenaje de toc el cuerpo y contribuye al confort de las articulaciones.

INGREDIENTS:

- 5 cinnamon sticks.
- Virgin olive oil.
- Glass jar.

PREPARATION:

- Place the cinnamon sticks in a glass jar and cover with the virgin olive oil.
- Place the closed jar in a pot of very hot water (almost to a boil) and leave it in the pot until the water cools down.
- Let stand for 20 days in a dry and dark place, and shake the jar twice a day (morning and evening).
- After 20 days, strain the oil and place in a more convenient container for use.

BENEFITS:

One of the great benefits of this essential oil is that it improves circulation. Therefore, it is a great option for those who must spend many hours standing in the same position, or who lead a sedentary lifestyle.

NOTES:

....

....

....

....

....

....

....

....

INGREDIENTES:

- 5 ramas de canela.
- Aceite de oliva virgen.
- Frasco de vidrio.

PREPARACIÓN:

- Colocar en un recipiente de vidrio las ramitas de canela y cubrir con el aceite de oliva virgen.
- Introducir el tarro cerrado en una olla con agua muy caliente (cocción sin ebullición) y dejarlo dentro hasta que el agua se enfríe.
- Dejar reposar durante 20 días en un lugar seco y oscuro, y agitar el tarro 2 veces al día (mañana y noche).
- Transcurridos los 20 días, colar el aceite y colocar en un recipiente más cómodo para su uso.

BENEFICIOS:

Uno de los grandes beneficios que ofrece este aceite esencial es que activa la circulación. Por tanto, es una opción estupenda para aquellas personas que deben pasar muchas horas de pie en la misma posición, o que llevan un estilo de vida sedentario.

CREATE YOUR OWN AROMATIC GARDEN

Crea tu propio huerto aromático

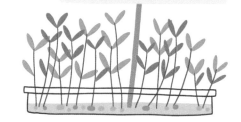

RUBY RED SWISS CHARD

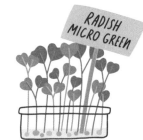

RADISH MICRO GREEN

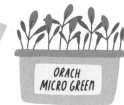

ORACH MICRO GREEN

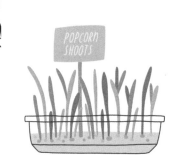

POPCORN SHOOTS

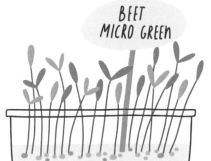

BEET MICRO GREEN

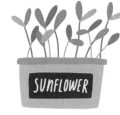

SUNFLOWER

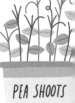

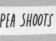

PEA SHOOTS

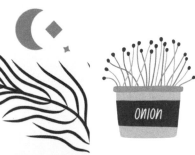

RED CABBAGE

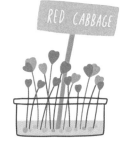

onion

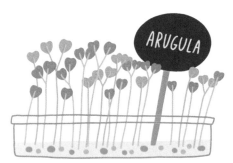

ARUGULA

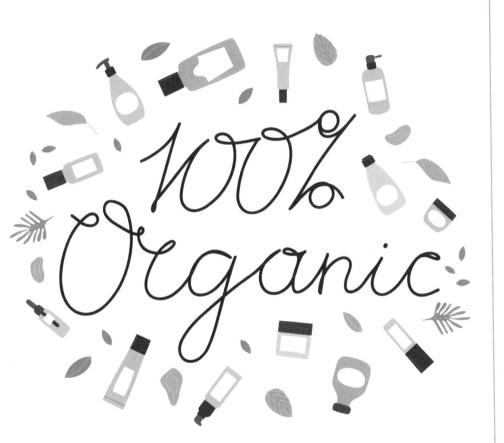

EASY TO GROW AT HOME!

The vast majority of plants used to create natural remedies that we discussed earlier can easily be planted in your home. It's very easy to create an aromatic garden at home. You can enjoy fresh plants and have them on hand. They are very versatile, as they are perfect for seasoning food as well.
You can create your vegetable garden on your terrace, balcony, in vertical gardens, hanging pots, or on your rooftop.

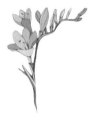

¡FÁCIL DE CULTIVAR EN TU HOGAR!

La gran mayoría de plantas que hemos mencionado anteriormente para crear remedios naturales son realmente fáciles de plantar en tu hogar, y por tanto es muy sencillo crear un huerto aromático en casa. Podrás disfrutarlas frescas y a mano, ofrecen mucho juego en la cocina, ya que son perfectas para condimentar cualquier alimento.
Puedes crear tu huerto en tu terraza, balcón, jardines verticales y macetas colgantes, o azotea.

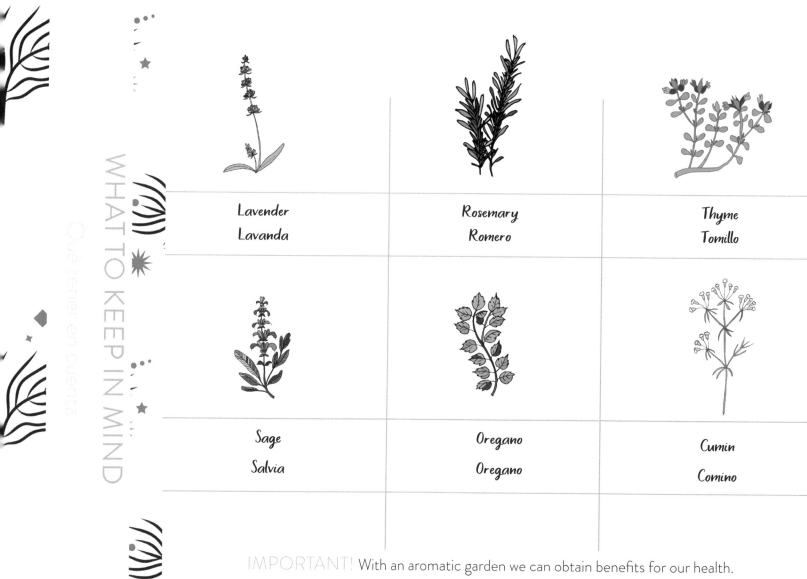

Lavender Lavanda	Rosemary Romero	Thyme Tomillo
Sage Salvia	Oregano Oregano	Cumin Comino

IMPORTANT! With an aromatic garden we can obtain benefits for our health.

¡IMPORTANTE! Con un huerto aromático podemos obtener beneficios para nuestra salud.

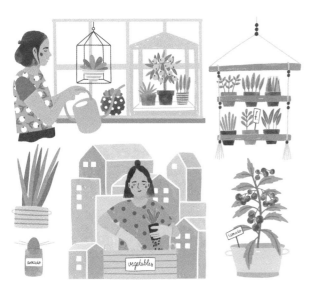

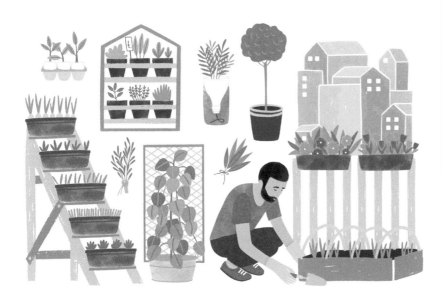

Depending on the dimensions of your balcony, terrace or patio you will have to choose the correct type of pot or container. Containers between 7 to 15 centimeters deep are recommended. Clay pots are better than plastic ones. The vegetable garden table, or vertical garden, is another good option.

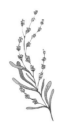

ESPACIO

Según las dimensiones de tu balcón, terraza o patio tendrás que elegir un tipo de maceta o contenedor. Se recomienda recipientes de 7 a 15 centímetros de profundidad, y si son de barro mejor que plástico. La mesa de huerto, o jardín vertical son otras buenas opciones.

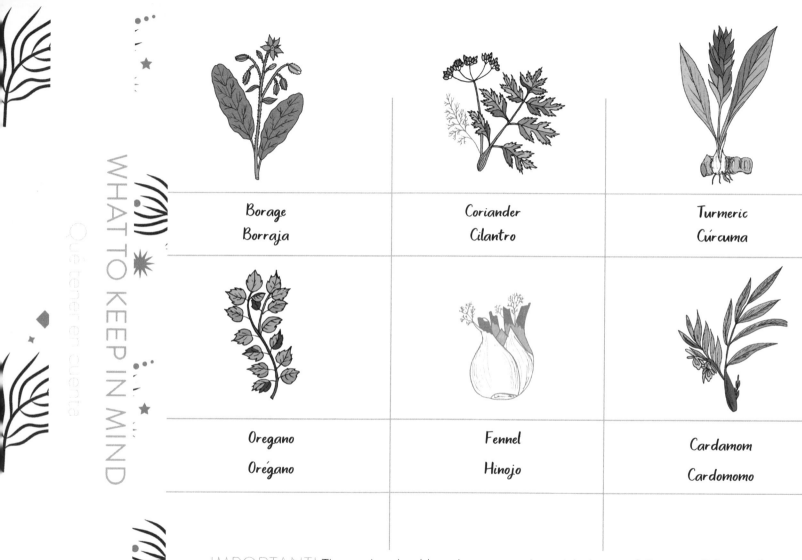

Borage Borraja	Coriander Cilantro	Turmeric Cúrcuma
Oregano Orégano	Fennel Hinojo	Cardamom Cardomomo

IMPORTANT! The garden should not have more than eight hours of direct sunlight per day.

¡IMPORTANTE! No deben tener más de ocho horas de luz solar directa al día.

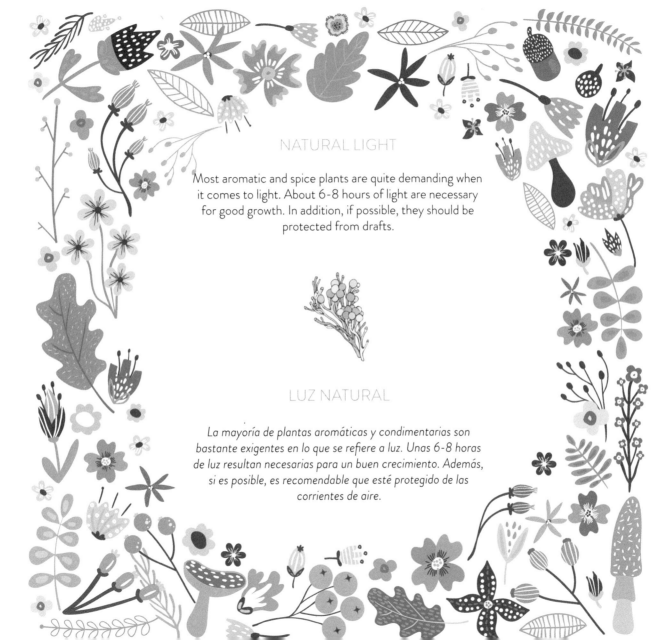

NATURAL LIGHT

Most aromatic and spice plants are quite demanding when it comes to light. About 6-8 hours of light are necessary for good growth. In addition, if possible, they should be protected from drafts.

LUZ NATURAL

La mayoría de plantas aromáticas y condimentarias son bastante exigentes en lo que se refiere a luz. Unas 6-8 horas de luz resultan necesarias para un buen crecimiento. Además, si es posible, es recomendable que esté protegido de las corrientes de aire.

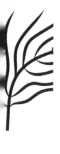

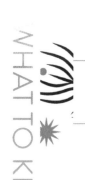

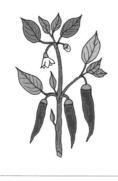

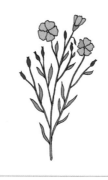

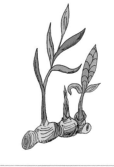

Cayenne pepper	Flaxseeds	Ginger
Pimienta de cayena	Semillas de lino	Jengibre

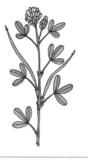

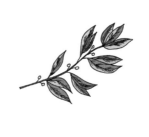

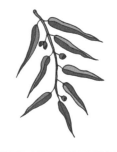

Fenugreek	Laurel	Eucalyptusl
Fenogreco	Laurel	Eucalipto

IMPORTANT! Over watered plants may suffer from root rot.

¡IMPORTANTE! Las plantas con exceso de agua pueden padecer la putrefacción de su raíz.

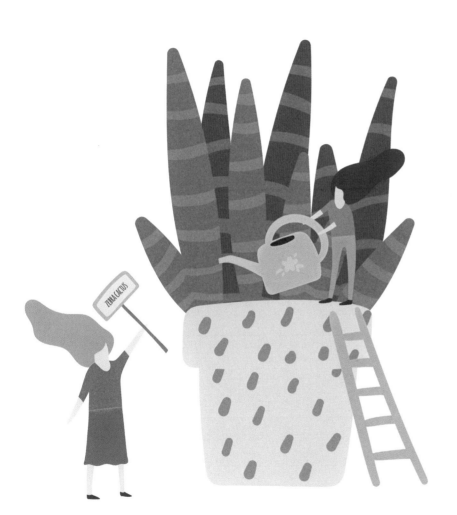

DRAINAGE

Good drainage is essential for good root development. Always make sure that the pots have holes in the base. You can opt for porous pots and a substrate with extra drainage.

DRENAJE

Un buen drenaje es indispensable para el buen desarrollo de las raíces. Siempre hay que asegurarse de que las macetas cuentan con agujeros en la base. Puedes optar por macetas porosas y un sustrato con extra de drenaje.

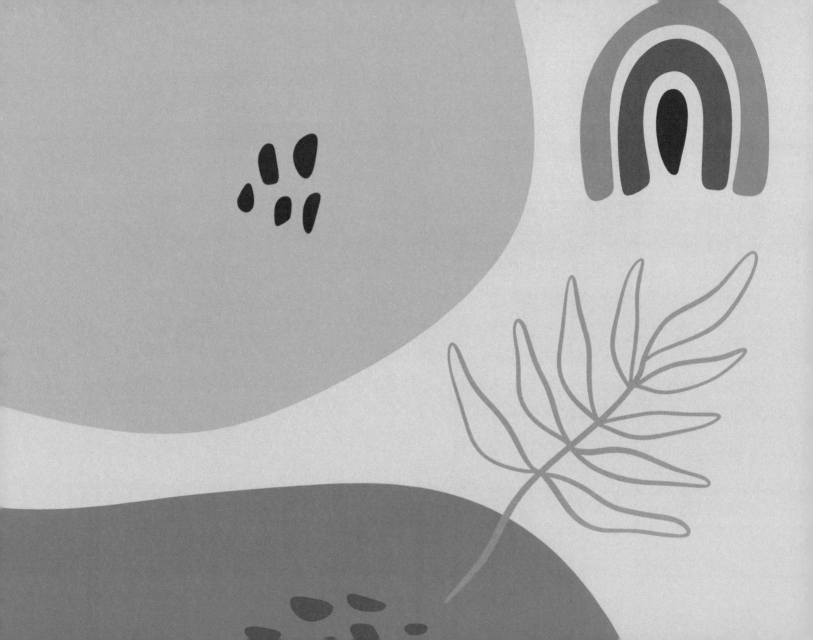

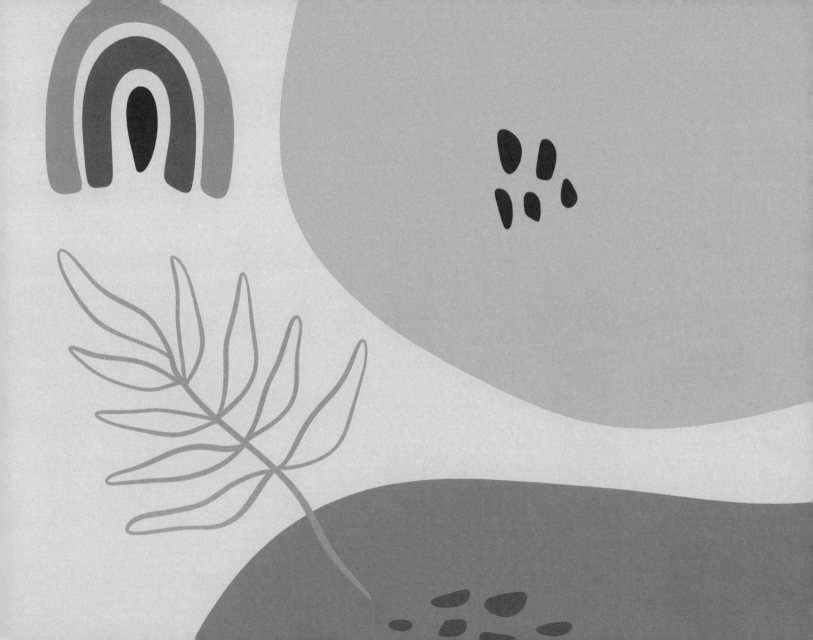

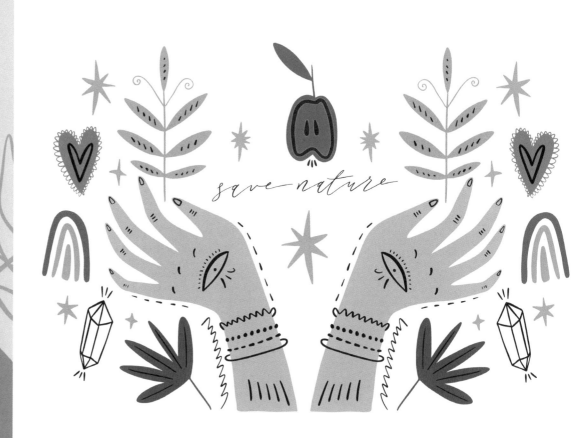

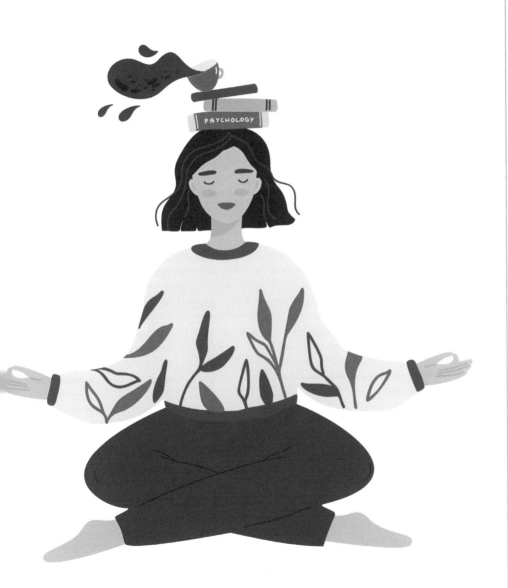

PLANTS TO OXYGENATE AND STRENGTHEN THE BRAIN

Nature is wise and unlimited when it comes to helping the human being with his needs. There are a great variety of herbs that help us maintain our brain in a healthy, optimal and adaptable state ready to help us perform day-to-day actions. Among the most outstanding are rosemary, ginseng, basil, blueberries, turmeric, mate, and periwinkle.

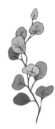

PLANTAS PARA OXIGENAR Y FORTALECER EL CEREBRO

La naturaleza es sabia e ilimitada para ayudar al ser humano en sus carencias, por lo que existen una gran variedad de hierbas que nos ayudan a mantener el cerebro en un estado saludable, óptimo y adaptable para las acciones del día a día. Entre las más destacadas nos encontramos con el romero, el ginseng, la albahaca, los arándanos, la cúrcuma, el mate, y el bígaro.

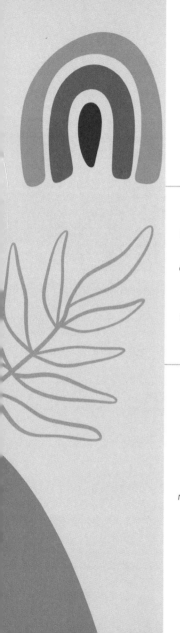

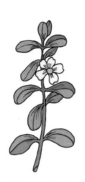

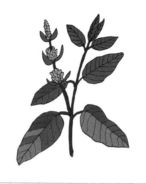

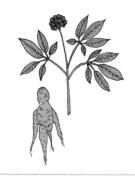

### Bacopa	### Basil	### Ginseng
Used to enhance memory and learning, and in children and adolescents diagnosed with ADHD. It also increases neural plasticity and the levels of well-being neurotransmitters such as serotonin, acetylcholine and Gaba acid.	Known for strengthening the immune system, treating vision problems and preventing memory loss.	Its main benefit is for supporting better memory. Helps improve blood circulation to the brain, keeping capillaries cleaner. This promotes a better cerebral irrigation, stimulating mental activity.
### Bacopa	### Albahaca	### Ginseng
Se emplea para potenciar la memoria y el aprendizaje, y en niños y adolescentes diagnosticados con TDAH. Además aumenta la plasticidad neuronal y los niveles de neurotransmisores del bienestar como la serotonina, la acetilcolina y el ácido Gaba.	*Destaca por fortalecer el sistema inmunológico, actuando sobre los problemas de visión y prevenir la pérdida de memoria.*	*Su principal beneficio es que favorece el cuidado de la memoria. Ayuda a mejorar la circulación de la sangre al cerebro, manteniendo los vasos capilares más limpios. Esto favorece a un mejor riego cerebral, estimulando la actividad mental.*

GINSENG INFUSION TO START THE DAY

INGREDIENTS:
- Ginseng root.
- 4 mint leaves.
- Honey to taste.
- 300 ml of water.

PREPARATION:
- Pour the water in a saucepan and boil. Add the ginseng root and let it boil for at least 6 minutes so that the root's properties transfer into the water. Remove from heat.
- Let stand for 10 minutes to obtain a better concentration. Then add the mint leaves.
- Strain to avoid swallowing fibers and sweeten to taste.

BENEFITS:
An excellent natural remedy to stimulate our brain and help start the day with energy.

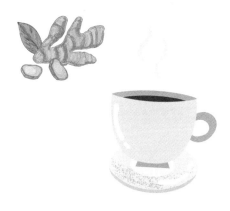

NOTES:

. . . .

. . . .

. . . .

. . . .

. . . .

. . . .

. . . .

INFUSIÓN DE GINSENG PARA EMPEZAR EL DÍA

INGREDIENTES:
- Raíz de ginseng.
- 4 hojas de menta.
- Miel al gusto.
- 300 ml de agua.

PREPARACIÓN:
- Verter el agua en un cazo y hervir, agregar la raíz de ginseng, y dejar cocer al menos 6 minutos para que la raíz deje sus propiedades y retirar del fuego.
- Dejar reposar 10 minutos para conseguir una mejor concentración, y agregar las hojas de menta.
- Colar para evitar tragar hebras, y endulzar al gusto.

BENEFICIOS:
Es un excelente remedio natural para estimular nuestro cerebro, y ayudar a empezar el día con energía.

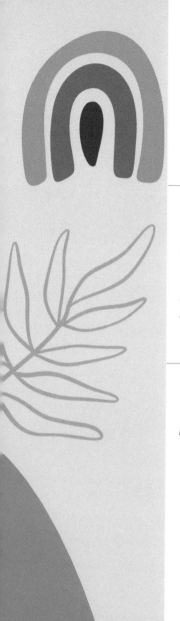

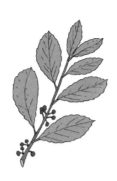

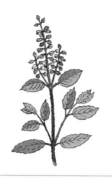

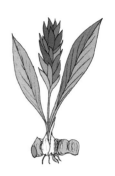

Yerba Mate

Mate leaves have active ingredients that help to increase our body's energy levels and also help us to concentrate by eliminating nervousness and enhancing attention, promoting mental activity, and creating greater resistance to fatigue.

Tulsi

Calms restlessness and facilitates nighttime relaxation, reduces stress and balances energy levels providing protection to the brain and memory.

Turmeric

Its natural properties help curb oxidative stress, and also prevent and treat neurological problems. Its function is to promote the multiplication of stem cells in the brain.

Mate

Las hojas de mate tienen principios activos que ayudan a aumentar los niveles de energía de nuestro cuerpo y además nos ayudan a concentrarnos porque elimina el nerviosismo y potencia la atención, promoviendo la actividad mental, y creando mayor resistencia a la fatiga.

Tulsi

Calma la inquietud y facilita la relajación nocturna, reduce el estrés, y equilibra los niveles de energía aportando protección al cerebro y la memoria.

Cúrcuma

Su principio natural ayuda a frenar el estrés oxidativo, y también a prevenir y tratar problemas neurológicos. Su función es fomentar la multiplicación de células madre en el cerebro.

TURMERIC INFUSION, A KEY AIDE IN YOUR DIET

INGREDIENTS:
- Tablespoon of ground turmeric.
- Tablespoon of green tea.
- Lemon rind.
- Honey to taste.
- 300 ml of water.

PREPARATION:
- Pour the water in a saucepan and heat. Add the turmeric, green tea and lemon peel. Boil for 5 minutes and remove from heat.
- Let stand for 8 minutes to obtain a better concentration.
- Strain to avoid swallowing fibers and sweeten to taste.

BENEFITS:
Recommended to be taken on an empty stomach to absorb all its properties.

NOTES:

....

....

....

....

....

....

....

INFUSIÓN DE CÚRCUMA, AÑADE CLAVE EN TU ALIMENTACIÓN

INGREDIENTES:
- *Cucharada sopera de cúrcuma molida.*
- *Cucharada sopera de té verde.*
- *Corteza de limón.*
- *Miel al gusto.*
- *300 ml de agua.*

PREPARACIÓN:
- *Verter el agua en un cazo y calentar, añadir la cúrcuma, el té verde y la corteza de limón, y hervir durante 5 minutos y retirar del fuego.*
- *Dejar reposar 8 minutos para conseguir una mejor concentración.*
- *Colar para evitar tragar hebras, y endulzar al gusto.*

BENEFICIOS:
Se recomienda tomar en ayunas, para absorber todas sus propiedades.

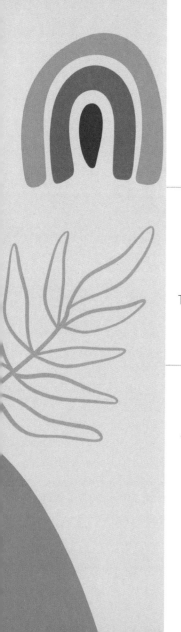

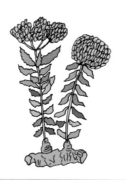

Rhodiola rosea

In addition to reducing stress and fatigue, Rhodiola Rosea has also demonstrated an ability to improve memory, concentration and learning. This effect may be related to an increase of blood to the brain.

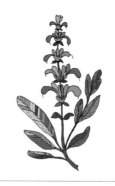

Sage

A plant rich in antioxidant substances, helps protect brain cells, strengthens brain functions, and improves concentration and memory.

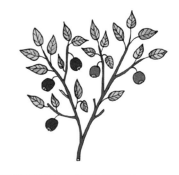

Blueberries

Blueberries contain vitamin C and other antioxidants. They help improve cognitive and memory skills in adults over 60 years of age.

Rhodiola rosea

Además de reducir el estrés y la fatiga, la Rhodiola rosea también ha demostrado una capacidad para mejorar la memoria, la concentración y el aprendizaje. Este efecto puede estar relacionado con un aumento de sangre al cerebro.

Salvia

Es una planta rica en sustancias antioxidantes, ayuda a proteger las células cerebrales, fortalece las funciones del cerebro, y mejora la capacidad de concentración y la memoria.

Arándanos

Contiene vitamina C y otros antioxidantes, ayuda a mejorar las habilidades cognitivas y de la memoria er adultos mayores de 60 años.

BLEUBERRY JUICE

INGREDIENTS:
- 1 cup blueberries.
- 1/2 lemon juice.
- 1 cup of cold water.
- Sugar, honey or sweetener to taste.

PREPARATION:
- Wash the blueberries thoroughly to remove any residue.
- Pour the cup of cold water, the lemon juice, and the blueberries into the blender.
- Add sugar, honey or sweetener to taste. Mix well. If it is too thick, add more water.
- Strain to avoid lumps.

BENEFITS:
Its high content of essential nutrients provides many benefits to our body.

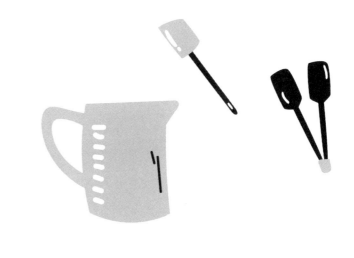

NOTES:

....
....
....
....
....
....
....
....

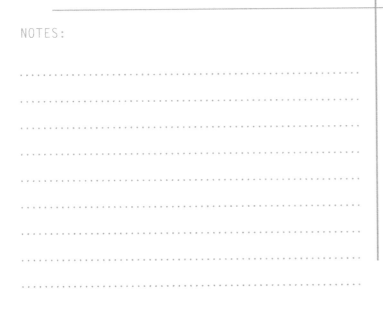

ZUMO DE ARÁNDANOS

INGREDIENTES:
- 1 taza de arándanos.
- 1/2 de zumo de limón.
- 1 taza de agua fría.
- Azúcar, miel o edulcorante al gusto.

PREPARACIÓN:
- Lava muy bien los arándanos para eliminar cualquier residuo.
- Verter en la licuadora la taza de agua fría, el zumo de limón, y los arándanos.
- Añadir azúcar, miel o algún edulcorante saludable al gusto. Mezclar bien, y si ha quedado espeso añadir más agua.
- Colar para evitar grumos.

BENEFICIOS:
Su alto contenido en nutrientes esenciales aporta muchos beneficios a nuestro organismo.

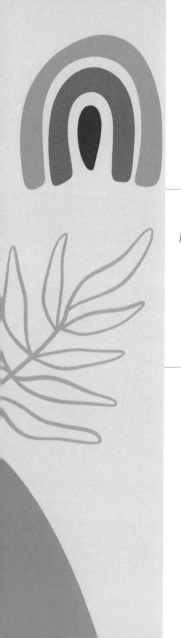

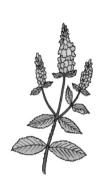

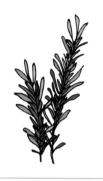

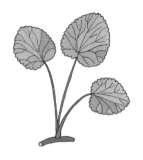

Peppermint

Mint is a natural remedy that stimulates memory, and improves attention and concentration.

Rosemary

A natural remedy that helps us improve our cognitive system through inhalation. It has beneficial properties for our health, including acetylcholine, one of the most important neurotransmitters in the brain.

Gotu Kola

Contributes to maintaining and increasing enzyme levels, and acts as an antioxidant in the hippocampus. It helps to improve blood flow to the brain and various nerve functions.

Menta

La menta piperita es un remedio natural que estimula la memoria, y mejora la atención y la concentración.

Romero

Es un remedio natural que nos ayudará a mejorar nuestro sistema cognitivo a través de la inhalación. Cuenta con propiedades beneficiosas para nuestra salud, entre ellas la acetilcolina, uno de los neurotransmisores más importantes del cerebro.

Gotu Kola

Contribuye a mantener y aumentar los niveles de las enzimas, y actúa como antioxidantes en el hipocampo. Ayuda a mejorar el riego sanguíneo del cerebro y las distintas funciones nerviosas.

GOTU KOLA BREAKFAST INFUSION

INGREDIENTS:
- 6 Gotu Kola leaves.
- 250 ml of water.
- 1 dash of milk.
- Sugar, honey or sweetener to taste.

PREPARATION:
- Pour the water in a saucepan and boil. Add the Gotu Kola leaves and let it boil for at least 6 minutes. Remove from the stove.
- Let stand for 10 minutes to obtain a better concentration.
- Strain to avoid swallowing fibers, and sweeten to taste.

BENEFITS:
Its benefits will be noticeable on the outside, giving you a more radiant skin, and on the inside, providing antioxidants and improving blood circulation.

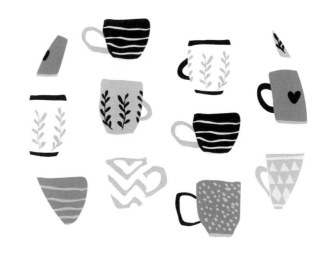

NOTES:

....
....
....
....
....
....
....
....
....

INFUSIÓN DE GOTU KOLA EN EL DESAYUNO

INGREDIENTES:
- 6 hojas de gotu kola.
- 250 ml de agua.
- 1 chorrito de leche.
- Azúcar, miel o edulcorante al gusto.

PREPARACIÓN:
- Verter el agua en un cazo y hervir, agregar las hojas de gotu kola, dejar cocer al menos 6 minutos y retirar del fuego.
- Dejar reposar 10 minutos para conseguir una mejor concentración.
- Colar para evitar tragar hebras, añadir la leche y endulzar al gusto.

BENEFICIOS:
Sus beneficios se notarán en tu exterior consiguiendo una piel más radiante y en tu interior aportando antioxidantes y mejorando el riego sanguíneo.

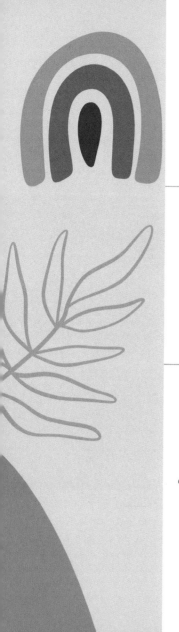

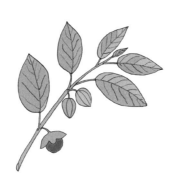

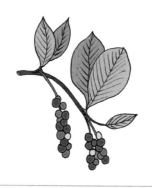

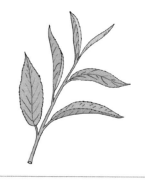

Ashwagandha

Significantly improves memory, logic, attention, and mental speed. Increases performance and improves cognitive dysfunction, particularly due to neurological disorders such as brain injuries, trauma or neurodegenerative pathologies.

Schisandra

Improves intellectual performance (memory, concentration and alertness).

Green Tea

It has properties to improve mental agility and mental stimulation, especially working memory (functional memory or short-term memory).

Ashwagandha

Mejora significativamente la memoria, la lógica, la atención, y la velocidad mental. Aumenta el rendimiento y mejora la disfunción cognitiva, en particular, debida a trastornos neurológicos como heridas cerebrales, traumatismos o patologías neurodegenerativas.

Schisandra

Mejora el rendimiento intelectual (memoria, concentración y estado de alerta).

Té Verde

Cuenta con propiedades para mejorar la agilidad mental y su estimulación, especialmente la memoria de trabajo (memoria funcional o memoria a corto plazo).

GREEN TEA INFUSION TO IMPROVE MEMORY

INGREDIENTS:
- 10 grams of green tea.
- 5 grams of ginseng.
- 10 red grapes.
- 300 ml of water.
- Sugar, honey or sweetener to taste.

PREPARATION:
- Pour the water in a saucepan and boil. Add the green tea and let it boil for at least 10 minutes. Remove from the stove.
- Crush the grapes and strain to avoid lumps, add together with the Ginseng and let stand for 15 minutes to get a better concentration.
- Sweeten to taste.

BENEFITS:
An excellent natural remedy to start the day, providing us with energy and vitality.

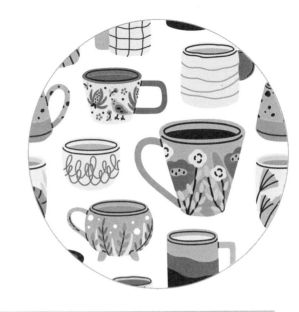

NOTES:

. . . .

. . . .

. . . .

. . . .

. . . .

. . . .

. . . .

. . . .

INFUSIÓN DE TÉ VERDE PARA LA MEMORIA

INGREDIENTES:
- 10 gr de té verde.
- 5 gr de ginseng.
- 10 uvas rojas.
- 300 ml de agua.
- Azúcar, miel o edulcorante al gusto.

PREPARACIÓN:
- Verter el agua en un cazo y hervir, agregar el té verde, dejar cocer al menos 10 minutos y retirar del fuego.
- Machacar las uvas y colar para evitar grumos, añadir junto al Ginseng y dejar reposar 15 minutos para conseguir una mejor concentración.
- Endulzar al gusto.

BENEFICIOS:
Es un excelente remedio natural para empezar el día, nos aportará energía y vitalidad.

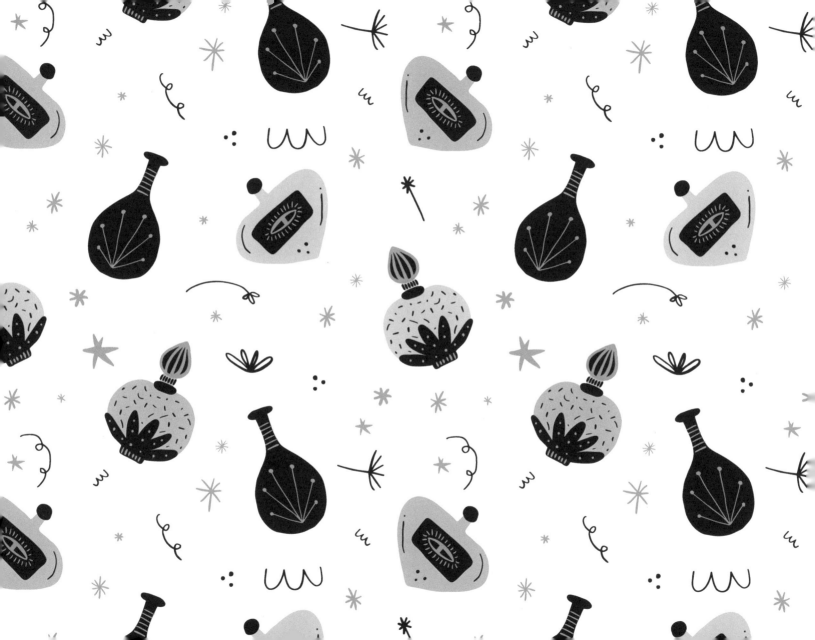

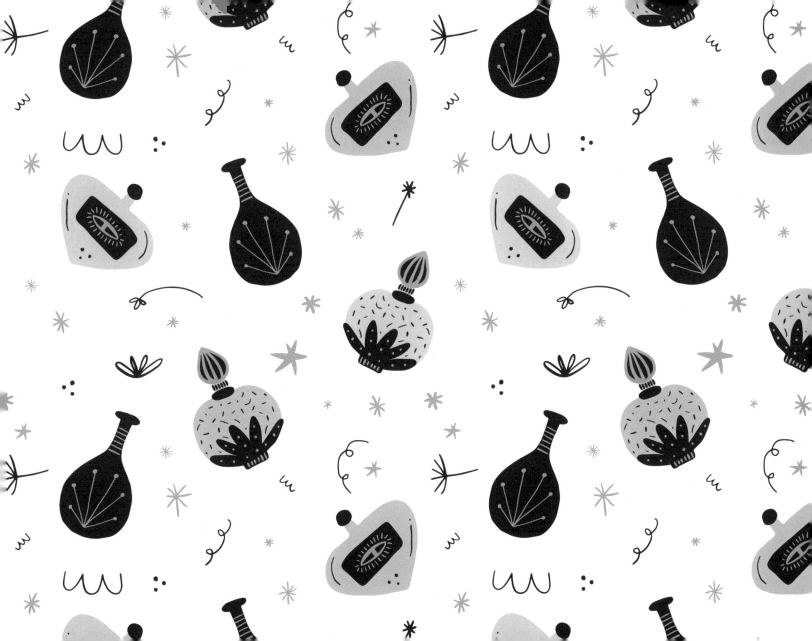

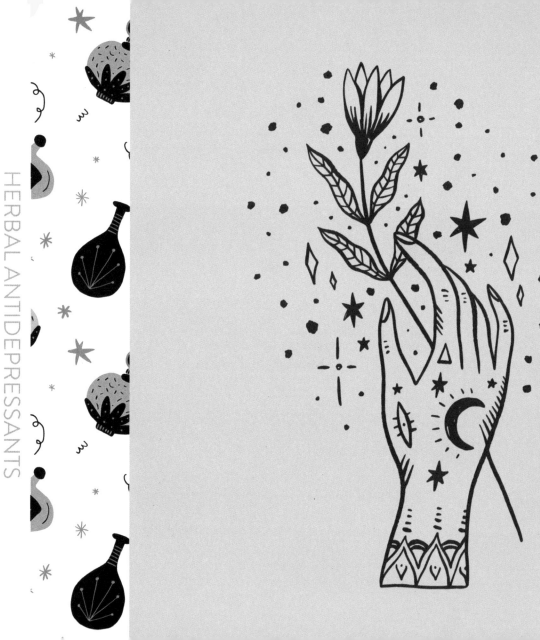

HERBAL ANTIDEPRESSANTS

Anticepresivos a base de hierbas

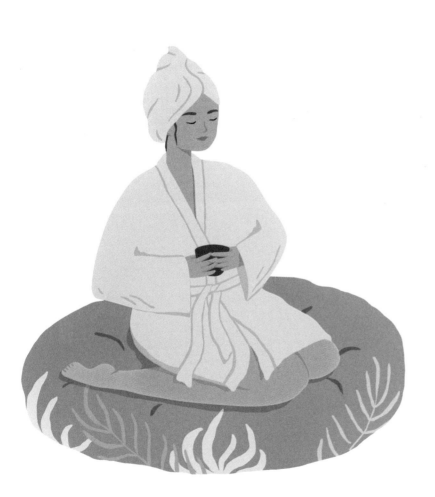

RELIEVES STRESS AND IMPROVES MOOD

Confusion, sadness, anxiety, stress, apathy... These are moods we should avoid. Everything changes when practicing sports, resting, interacting with friends, stimulating our mind... The following is a series of plants, herbs, and citrus fruit that will help improve your mind and body.

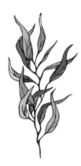

ALIVIA EL ESTRÉS Y MEJORA TU ESTADO DE ÁNIMO

Sentir confusión, tristeza, ansiedad, estrés, apatía... Son estados de ánimo que debemos evitar. Todo cambia al practicar deporte, descansar, relacionarnos con amigos, estimular nuestra mente... A Continuación presentamos una serie de plantas, hierbas, y cítricos que ayudarán a mejorar tu mente y tu físico.

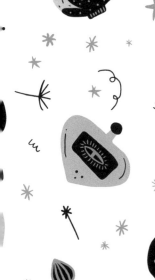

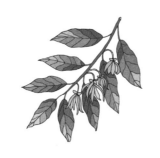

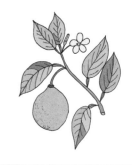

Ylang ylang

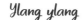

The Cananga tree has many properties. We highlight the relaxing properties here. All of these help lower blood pressure and calm palpitations. Inhaling a combination of essential oil composed of ylang-ylang and lavender improves blood pressure.

Passionflower

An excellent remedy for anxiety, since it does not generate dependence. Some of its effects are sedative, anxiolytic, antispasmodic, analgesic and somniferous. The passionflower plant has essential oils among its components. These oils are mainly concentrated in the leaves and flowers.

Bergamot

Its antidepressant properties make it the perfect aide for the central nervous system, maintaining balance over the emotions of anger and frustration.

Cananga o Ylang ylang

El árbol de Cananga posee muchas propiedades, destacamos las relajantes ayudando a disminuir la presión arterial y calmar las palpitaciones. Inhalando una combinación de aceite esencial compuesto de ylang-ylang y lavanda mejora la presión arterial.

Pasiflora

Es un excelente remedio para la ansiedad, ya que no genera dependencia. Destacamos sus efectos: sedante, ansiolítico, antiespasmódico, analgésico y somnífero. La planta de la pasiflora posee aceites esenciales dentro de sus componentes. Estos aceites se encuentran principalmente concentrados en las hojas y en las flores.

Bergamota

Sus propiedades antidepresivas lo convierten en el perfecto aliado para el sistema nervioso central, manteniendo el equilibrio sobre las emociones de ira y frustración.

BERGAMOT VAPORS

INGREDIENTS:
- Bergamot essential oil.
- 1 container with water.
- Towel.

PREPARATION:
- Pour hot water and 5 drops of Bergamot in a bowl.
- Place a towel over your head and inhale the steam it gives off several times for 5 to 10 minutes.
- Repeat as many times as necessary.

BENEFITS:
Aromatherapy helps us in a simple way to receive the active compounds of essential oils, obtaining physical and mental well-being. They are the perfect supplement to traditional medicine treatments.

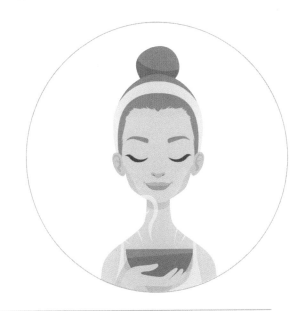

NOTES:

. . . .

. . . .

. . . .

. . . .

. . . .

. . . .

. . . .

. . . .

VAPORES DE BERGAMOTA

INGREDIENTES:
- Aceite esencial de Bergamota.
- 1 recipiente con agua.
- Toalla.

PREPARACIÓN:
- Dentro de un recipiente verter agua caliente y 5 gotas de Bergamota.
- Colocar la toalla sobre la cabeza e inhalar el vapor que desprende varias veces durante 5 o 10 minutos.
- Repetir las veces que consideremos necesarias.

BENEFICIOS:
La aromaterapia nos ayuda de forma sencilla a recibir los compuestos activos de los aceites esenciales, obteniendo bienestar físico y mental. Son el perfecto complemento a tratamientos de medicina tradicional.

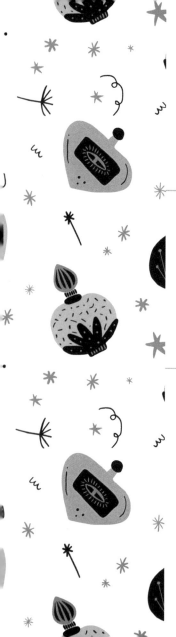

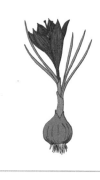	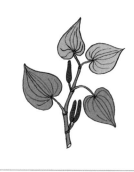	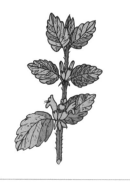
### Saffron	### Kava	### Lemon balm
Saffron is a natural nutritional supplement that fights anxiety, depression, mood disorders, and helps you maintain a positive attitude.	It helps the central nervous system, allowing the person to relax and feel less fear and agitation. This plant has a powerful calming effect. It is also used to combat problems such as chronic fatigue syndrome.	It can play a key role in helping with symptoms of depression by increasing serotonin levels.
### Azafrán	### Kava	### Bálsamo de limón o Melisa
El azafrán es un suplemento nutricional natural para luchar contra ansiedad, la depresión, las alteraciones del humor, y a mantener una actitud positiva.	*Ayuda al sistema nervioso central, permitiendo que la persona se relaje y sienta menos miedo y agitación. Esta planta posee un potente efecto calmante. También es usado para combatir problemas como el síndrome de fatiga crónica.*	*Puede desempeñar un papel fundamenta ayudando con los síntomas de la depresión, aumentando los niveles de serotonina.*

LEMON BALM SYRUP

INGREDIENTS:
• A handful of lemon leaves.
• Raw honey.
• Water (must exceed the volume of leaves).

PREPARATION:
• Pour the water in a saucepan and boil. Add the lemon leaves and cook until the water is reduced by half.
• Drain the leaves and add the raw honey. Stir slowly until a liquid syrup texture is reached.
• Let stand until cool and store in a dark, cool place.

BENEFITS:
This syrup can be taken to relax tension during the day, or before going to sleep to ensure calm and rest.

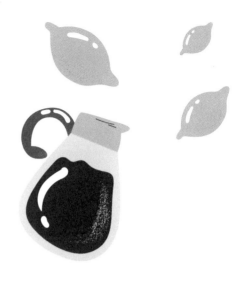

NOTES:

. . . .

. . . .

. . . .

. . . .

. . . .

. . . .

. . . .

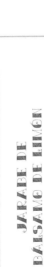

JARABE DE BÁLSAMO DE LIMÓN

INGREDIENTES:
• *Un puñado de hojas de limón.*
• *Miel cruda.*
• *Agua (debe sobrepasar el volumen de hojas).*

PREPARACIÓN:
• *Verter el agua en un cazo y hervir, agregar las hojas de limón, y dejar cocer hasta que el agua se reduzca a la mitad.*
• *Escurrir las hojas, y añadir la miel cruda. Remover lentamente hasta encontrar una textura de jarabe líquido.*
• *Dejar reposar hasta que se enfríe, y guardar en lugar oscuro y frío.*

BENEFICIOS:
Este jarabe se puede tomar para relajar la tensión durante el día, o antes de ir a dormir para asegurar la calma y el descanso.

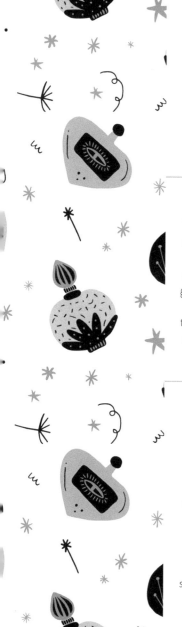

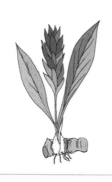

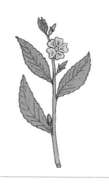

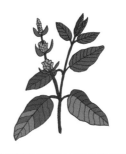

Turmeric

Turmeric is one of the most important medicinal herbs because it has multiple properties. It combats symptoms of sadness, loss of interest, weight loss or gain, difficulty sleeping, loss of energy... It is a good choice as an adjunct to treatment because it does not have the side effects commonly associated with antidepressants.

Damiana

Helps to overcome mild depressive states. It also helps when there is emotional vulnerability, hypochondria, despondency or pessimism. Helps you to lift your mood up thanks to its exhilarating and stimulating effects, as it will increase libido and improve sexual response in both sexes.

Basil

Promotes both mental and psychological balance, and helps our mind combat physical and emotional stress. Its antidepressant and anti-anxiety properties will make you feel good, as well as providing positive effects on memory and cognitive functions.

Cúrcuma

La cúrcuma es una de las hierbas medicinales más importantes ya que cuenta con múltiples propiedades. Combate contra los síntomas de la tristeza, la pérdida de interés, la pérdida o aumento de peso, dificultad para dormir, pérdida de energía... Es una buena opción como complemento a un tratamiento ya que no tiene los efectos secundarios comúnmente asociados a los antidepresivos.

Damiana

Ayuda a superar los estados depresivos leves, también cuando hay vulnerabilidad emocional, hipocondría, abatimiento o pesimismo. Te ayuda a subir el ánimo gracias a sus efectos excitantes y estimulantes, pues aumentará la libido y mejorará la respuesta sexual en ambos sexos.

Albahaca

Promueve un equilibrio tanto mental como psicológico, y ayuda a nuestra mente a combatir el estrés físico y emocional. Sus propiedades antidepresivas y anti ansiosa harán que encuentres el bienestar, además de aportar efectos positivos sobre la memoria y las funciones cognitivas.

INGREDIENTS:
• 10 dried basil leaves (if we want a more intense flavor we can use up to 20 leaves).
• 1 large lemon.
• 300 ml of water.
• Sugar, honey or sweetener to taste.

PREPARATION:
• Pour the water in a saucepan and boil. Add the basil leaves and let it boil for at least 6 minutes.
• Cut the lemon in half and squeeze out all the juice, which we pour into the saucepan of water.
• Let stand for 10 minutes to obtain a better concentration. Sweeten to taste.
* This drink can be consumed hot or cold, depending on our preference.

BENEFITS:
It fights stress, which will greatly improve our quality of life. It also provides our body with vitamin C.

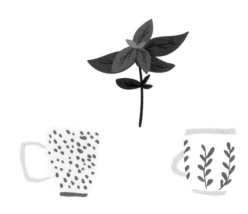

NOTES:

....

....

....

....

....

....

....

....

....

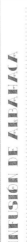

INGREDIENTES:
• 10 hojas de albahaca seca (si queremos un sabor más intenso podemos usar hasta 20 hojas).
• 1 Limón grande.
• 300 ml de agua.
• Azúcar, miel o edulcorante al gusto.

PREPARACIÓN:
• Verter el agua en un cazo y hervir, agregar las hojas de albahaca, y dejar cocer al menos 6 minutos.
• Cortar el limón por la mitad y sacar todo el jugo, el cual vertemos en el cazo de agua.
• Dejar reposar 10 minutos para conseguir una mejor concentración, y endulzar al gusto.
* Esta bebida la podemos consumir caliente o fría, según sea nuestra preferencia.

BENEFICIOS:
Combate el estrés, con lo cual nuestra calidad de vida mejorará mucho. también proporciona a nuestro cuerpo vitamina C.

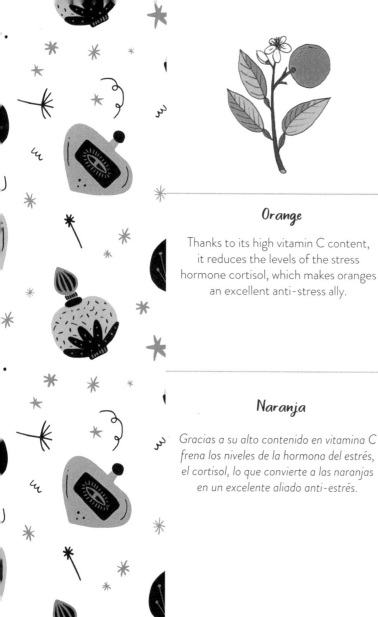

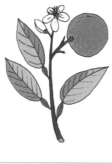

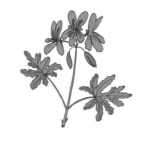

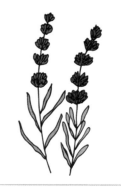

Orange

Thanks to its high vitamin C content, it reduces the levels of the stress hormone cortisol, which makes oranges an excellent anti-stress ally.

Geranium

The antidepressant properties of geranium essential oil make it the ideal remedy to relieve mild depression, anxiety, stress, nervous tension, and increase energy levels, improving mood.

Lavender

Lavender has a great calming effect, helping to control states of anxiety and reducing worry and agitation, acting directly on blood pressure.

Naranja

Gracias a su alto contenido en vitamina C frena los niveles de la hormona del estrés, el cortisol, lo que convierte a las naranjas en un excelente aliado anti-estrés.

Geranio

Las propiedades antidepresivas del aceite esencial de geranio lo convierten en el remedio ideal para aliviar la depresión leve, la ansiedad, el estrés, la tensión nerviosa, e incrementar los niveles de energía, mejorando el estado de ánimo.

Lavanda

Posee un gran efecto calmante, ayudando a controlar los estados de ansiedad y disminuyendo la angustia y l agitación, actuando directamente sobr la tensión arterial.

AROMATIC LAVENDER SACHET

INGREDIENTS:
- Dehydrated lavender.
- Rice.
- Sachet or cloth bag (light and with small holes).
- Lavender essential oil.

PREPARATION:
- In a glass container place some rice, the dried lavender leaves and flowers, and a few drops of lavender essential oil (rice is key for moisture).
- Transfer the mixture to our sachet or cloth bag and close tightly.
- Place our sachet or cloth bag between your bed sheets so that they absorb its smell and helps us to relax our mind.

BENEFITS:
The pleasant smell of lavender will relax our nervous system and help us fall asleep better.

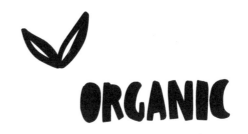

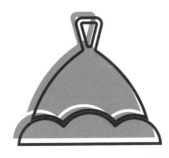

NOTES:

. . . .

. . . .

. . . .

. . . .

. . . .

. . . .

. . . .

SACHET AROMÁTICO DE LAVANDA

INGREDIENTES:
- Lavanda deshidratada.
- Arroz.
- Sachet o saquito de tela (ligera y con orificios pequeños).
- Aceite esencial de lavanda.

PREPARACIÓN:
- En un recipiente de cristal colocamos un poco de arroz, las hojas y flores de lavanda secas y unas gotas de aceite esencial de lavanda (el arroz es clave para la humedad).
- Pasar la mezcla a nuestro sachet o saquito y cerrar bien.
- Colocar nuestro sachet o saquito entre las sábanas para que impregne su olor y nos ayude a relajar nuestra mente.

BENEFICIOS:
El agradable olor a lavanda hará que nuestro sistema nervioso se relaje y nos ayude a conciliar un mejor sueño.

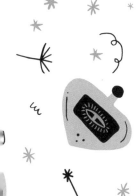

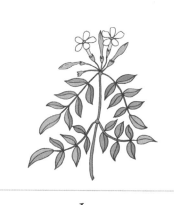

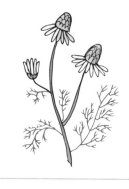

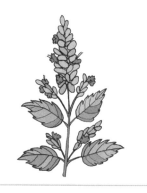

Jasmine

Jasmine contains calming properties that make it ideal to help control anxiety and other nervous problems such as hyperactivity, stress or depression.

Camomile

This is the most popular herb for treating any nervous disorder such as anxiety and insomnia, especially those associated with digestion disorders. Chamomile tea is one of the most commonly used to mitigate our hectic and stressful daily routine.

Patchouli

Helps to achieve emotional tranquility, calm anguish, negativity, sadness, anger and rage. It is a great sedative for the nervous system and has an anti-depressant effect that makes us find emotional balance.

Jazmín

Contiene propiedades calmantes que la hacen ideal para poder ayudarnos a controlar la ansiedad y otros problemas nerviosos como la hiperactividad, el estrés o la depresión.

Manzanilla

Es la hierba más popular para tratar cualquier desorden nervioso, como la ansiedad y el insomnio, especialmente aquellos que se reflejan en trastornos de la digestión. La infusión de manzanilla es de las más usadas para mitigar la agitada y estresante rutina del día a día.

Pachulí

Ayuda a conseguir tranquilidad a nivel emocional, calmar la angustia, la negatividad, la tristeza, la rabia y la ira. E un gran sedante para el sistema nervioso y tiene un efecto anti-depresivo que hace que encontremos el equilibrio emocional

INGREDIENTS:

- 1 opaque glass bottle with a 100 ml dropper.
- Extra virgin olive or almond oil.
- Patchouli, lavender, ylang-ylang and rosemary essential oils.

PREPARATION:

- Fill 3/4 of the glass jar with almond or extra olive oil.
- Add 5 drops of each essential oil mentioned above.
- Once we have all the ingredients, we close the bottle and shake vigorously so that all the oils are well mixed.

BENEFITS:

It can be used daily on the skin, applying it with gentle massage-like movements. Its relaxing properties will help us to control our nervous system.

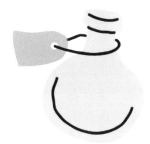 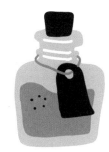

NOTES:

. . . .

. . . .

. . . .

. . . .

. . . .

. . . .

. . . .

. . . .

INGREDIENTES:

- *1 frasco de vidrio opaco con cuentagotas de 100ml.*
- *Aceite de oliva extra, o de almendras.*
- *Aceite esencial de pachulí, lavanda, ylang-ylang y romero.*

PREPARACIÓN:

- *Llenar de aceite de oliva extra o almendras 3/4 del frasco de vidrio.*
- *Añadir 5 gotas de cada aceite esencial mencionado anteriormente.*
- *Una vez tenemos todos los ingredientes, cerramos el frasco y agitamos enérgicamente para que se mezclen bien todos los aceites.*

BENEFICIOS:

Podemos usarlo diariamente sobre la piel, aplicándolo con un suave masaje. Sus propiedades relajantes nos ayudarán a controlar nuestro sistema nervioso.

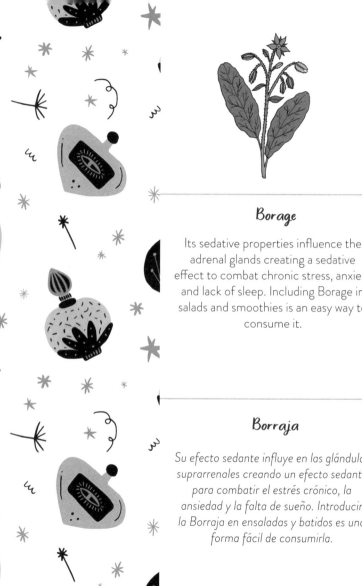

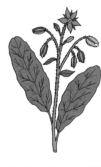

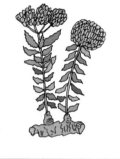

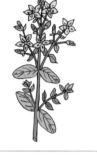

Borage

Its sedative properties influence the adrenal glands creating a sedative effect to combat chronic stress, anxiety and lack of sleep. Including Borage in salads and smoothies is an easy way to consume it.

Rhodiola rosea

A natural anti-stress adaptogen. The part that contains the most active ingredients is the root, which is a surprisingly high source of antioxidant compounds and helps to reduce the action of free radicals. Among all the benefits attributed to it is the ability to control stress, improve symptoms of depression and reduce anxiety.

St. Johns wort

This plant improves depressed moods and depression due to its action on different neurotransmitters, chemical substances that our body produces, which are closely related to emotions.

Borraja

Su efecto sedante influye en las glándulas suprarrenales creando un efecto sedante para combatir el estrés crónico, la ansiedad y la falta de sueño. Introducir la Borraja en ensaladas y batidos es una forma fácil de consumirla.

Rhodiola rosea

Es un adaptógeno natural anti-estrés. La parte que contiene más principios activos es la raíz, es una fuente sorprendentemente alta de compuestos antioxidantes, y ayuda a reducir la acción de los radicales libres. Entre todos los beneficios que se le atribuyen destacan la capacidad para controlar el estrés, mejorar los síntomas de la depresión y disminuir la ansiedad.

Hipérico o Hierba de San Juan

Encontramos beneficios sobre los estados de ánimo decaído y la depresión debido a su acción sobre distintos neurotransmisores, sustancias químicas que nuestro cuerpo produce, y que están íntimamente relacionadas con las emociones.

PHYPERICUM BODY OIL

INGREDIENTS:
- 1 opaque glass bottle with a 100 ml dropper.
- Natural hypericum flowers.
- Almond or extra virgin olive oil.

PREPARATION:
- Place the natural hypericum flowers in a glass container and cover with almond or extra virgin olive oil.
- Allow to steep for 30 days in a dark, dry place. Shake the jar twice a day (morning and evening).
- After 30 days, strain the oil and place in a more convenient container for use.

BENEFITS:
One of the great benefits of this essential oil is to lower stress levels through a gentle massage, helping us get through our day and find peace when going to sleep

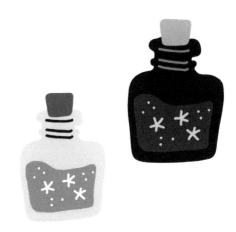

NOTES:

. . . .

. . . .

. . . .

. . . .

. . . .

. . . .

. . . .

. . . .

ACEITE CORPORAL DE HIPÉRICO

INGREDIENTES:
- 1 frasco de vidrio opaco con cuentagotas de 100ml.
- Flores naturales de hipérico.
- Aceite de oliva extra, o de almendras.

PREPARACIÓN:
- Colocar en un recipiente de cristal las flores naturales de hipérico, y cubrir con aceite de oliva extra o almendras.
- Dejar macerar durante 30 días en un lugar seco y oscuro. Cada día agitaremos el tarro 2 veces (mañana y noche).
- Trascurridas los 30 días, colar el aceite y colocar en un recipiente más cómodo para su uso.

BENEFICIOS:
Uno de los grandes beneficios que ofrece este aceite esencial es rebajar los niveles de estrés mediante un masaje suave, ayudándonos a nuestro día y encontrar la paz en el momento de irnos a dormir.

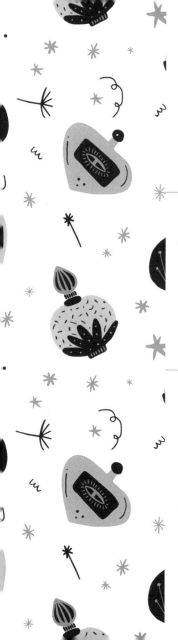

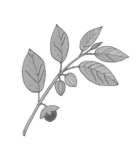

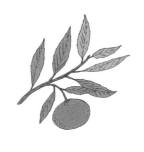

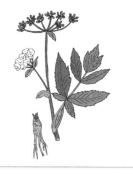

Ashwagandha

Ashwagandha is an evergreen shrub that contains chemicals that can help calm our brain, lowering blood pressure. It is used for many conditions related to physical and mental stress.

Mandarin

Combats sleep problems caused by stress, helping physical and mental health.

Chinese Angelica

Its root has sedative properties that make it an excellent remedy to treat nervous system disorders, anxiety, stress, insomnia and headaches.

Ashwagandha

Es un arbusto de hoja perenne que contiene sustancias químicas que pueden ayudar a calmar nuestro cerebro, disminuyendo la presión arterial. Se usa para muchas afecciones relacionadas con el estrés físico y mental.

Mandarina

Combate los problemas del sueño causados por el estrés, ayudando a la salud física y mental.

Angélica China

Su raíz cuenta con propiedades sedantes que la convierten en un remedio excelente para tratar alteraciones en el sistema nervioso, la ansiedad, el estrés, el insomnio y las cefaleas.

ANGELICA SINENSIS INFUSION

INGREDIENTS:
- Angelica Sinensis root.
- 10 grams of dried Chamomile leaves.
- Orange peel.
- 300 ml of water.

PREPARATION:
- Pour the water into a saucepan and boil. Add Angelica Sinensis root, dried chamomile leaves and orange peel.
- Let stand for 10 minutes to obtain a better concentration.
- Strain to avoid swallowing fibers, and sweeten to taste.

BENEFITS:
Indicated for the symptomatic treatment of temporary and mild states of nervousness or occasional difficulty in falling asleep.

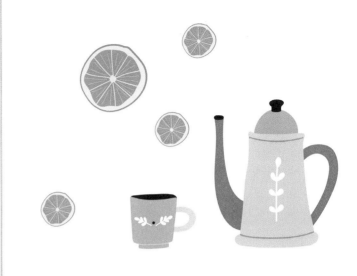

NOTES:

. . . .

. . . .

. . . .

. . . .

. . . .

. . . .

. . . .

INFUSIÓN DE ANGÉLICA CHINA

INGREDIENTES:
- *Raíz de angélica china.*
- *10 gr de hojas secas de manzanilla.*
- *Peladura de naranja.*
- *300 ml de agua.*

PREPARACIÓN:
- *Verter el agua en un cazo y hervir. Agregar la raíz de angélica, las hojas secas de manzanilla y la peladura de naranja.*
- *Dejar reposar 10 minutos para conseguir una mejor concentración.*
- *Colar para evitar tragar hebras, y endulzar al gusto.*

BENEFICIOS:
Se recomienda en el tratamiento sintomático de los estados temporales y leves de nerviosismo, también se recomienda tomar antes de ir a dormir para conciliar el sueño.

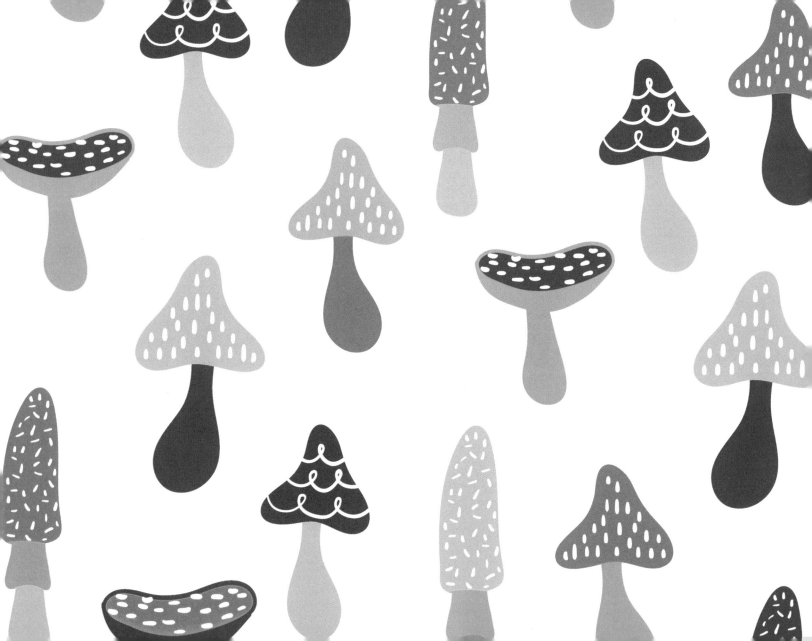

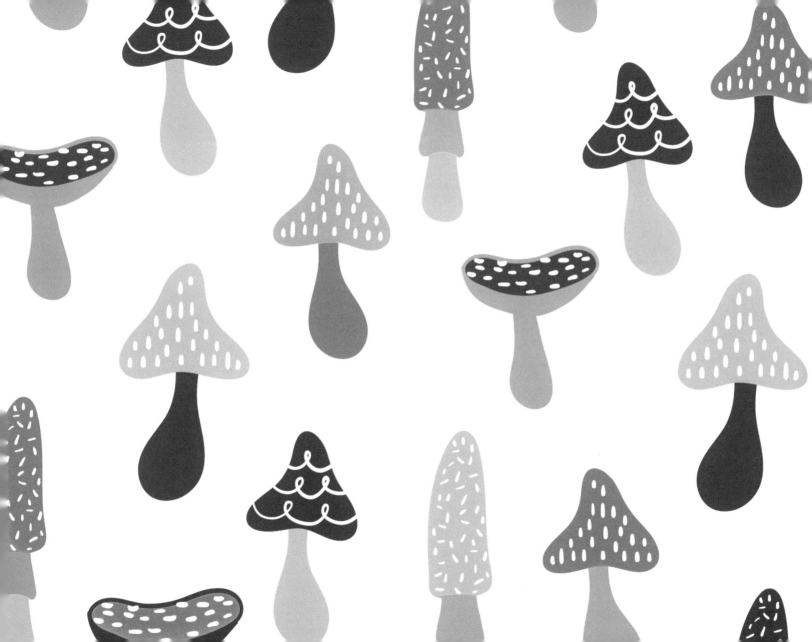

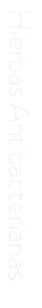
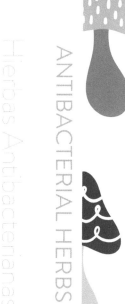

ANTIBACTERIAL HERBS

Herbas Antibacterianas

save nature

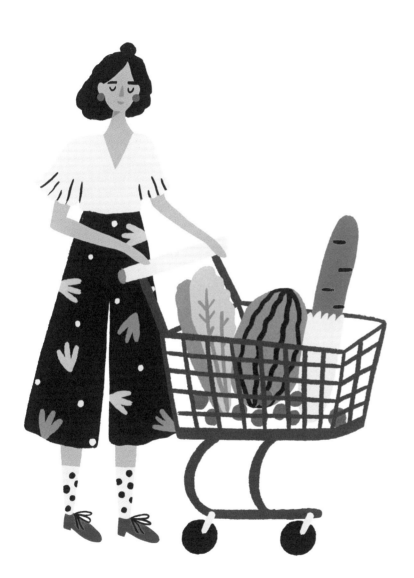

STRENGTHEN YOUR BODY NATURALLY

Many of these herbs, spices and plants that we mention below, help to strengthen the immune system as they possess properties that help fight infections caused by viruses and bacteria. Incorporating the consumption of herbs provide us with natural solutions to everyday discomforts.

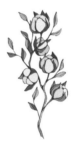

REFUERZA TU ORGANISMO DE FORMA NATURAL

Muchas de estas hierbas, especies y plantas que mencionaremos a continuación, ayudan a reforzar el sistema inmunológico ya que poseen propiedades que ayudan a combatir las infecciones causadas por virus y bacterias. El incorporar el consumo de hierbas nos ofrecerá soluciones naturales para las molestias más cotidianas.

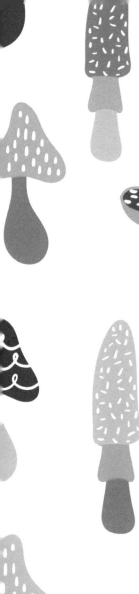

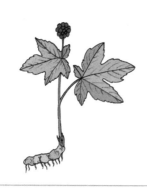

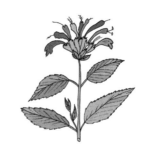

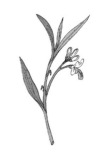

Goldenseal

This herb helps in the treatment of urinary tract infections, hemorrhoids, upset stomach, colitis, diarrhea, irregular menstrual periods, chronic fatigue syndrome, and other conditions.

Monarda

Helps to improve digestion. Also used for the prevention of colds. Protects against the harmful effects of free radicals, and is a powerful antioxidant that stimulates cell regeneration when applied externally.

Galangal

Traditionally used to combat stomach ailments, gastritis, acidity, digestive ulcers, and digestive tract gas. Protects the mucosa of the stomach and small intestine, and reduces spasms caused by cramps.

Sello de oro

Es una hierba que ayuda en el tratamiento de infecciones del tracto urinario, hemorroides, malestar estomacal, colitis, diarreas, períodos menstruales irregulares, síndrome de fatiga crónica, y otras condiciones.

Monarda

Ayuda a mejorar la digestión, así como para la prevención de resfriados. Protege contra los efectos nocivos de los radicales libres, y es un poderoso antioxidante estimulando la regeneración celular, cuando se aplica externamente.

Galanga

Se usa tradicionalmente para combatir dolencias estomacales, gastritis, acidez, úlceras digestivas, gases del tracto digestivo. Protege la mucosa del estómago e intestino delgado, y reduce los espasmos causados por retortijones.

ALMOND OIL SCRUB

INGREDIENTS:
- 2 grams of galangal powder.
- 4 grams of ginger root.
- 4 grams of crushed licorice root.
- 300 ml of water.

PREPARATION:
- Pour the water in a saucepan and boil. Add the ginger root and licorice. Reduce to low heat and add the galangal powder.
- Let stand for 10 minutes.
- Strain to avoid swallowing fibers, and sweeten to taste.

BENEFITS:
This infusion has many beneficial properties to help with poor digestion. Its high content of vitamins A and C helps improve vision. It provides nutrients that the body needs to form blood vessels, cartilage, muscles and collagen in bones.

NOTES:

. . . .

. . . .

. . . .

. . . .

. . . .

. . . .

. . . .

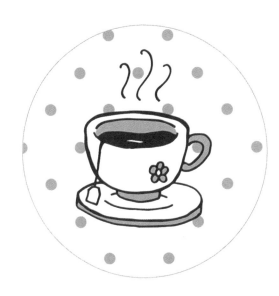

INFUSIÓN DE GALANGA

INGREDIENTES:
- *2 gr en polvo de galanga.*
- *4 gr de raíz de jengibre.*
- *4 gr de raíz de regaliz machacada.*
- *300 ml de agua.*

PREPARACIÓN:
- *Verter el agua en un cazo y hervir, agregar la raíz de jengibre y regaliz, bajar a fuego lento y añadir el polvo de galanga.*
- *Dejar reposar 10 minutos.*
- *Colar para evitar tragar hebras, y endulzar al gusto.*

BENEFICIOS:
Esta infusión tiene muchas propiedades beneficiosas para las digestiones pesadas, y su alto contenido en vitaminas A y C ayuda a favorecer la vista, aportando nutrientes que el cuerpo necesita para formar vasos sanguíneos, cartílagos, músculos y colágeno en los huesos.

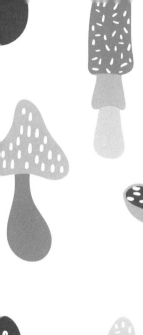
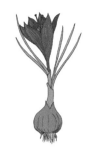
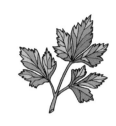
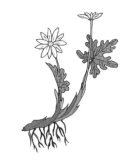

Crocus

Parsley is rich in vitamins A, C, K and the whole family of B vitamins, which gives it excellent antioxidant and antibacterial properties.

Parsley

El perejil es rico en vitamina A, C, K y toda la familia de las vitaminas B, lo cual le otorga excelentes propiedades antioxidantes y antibacterianas.

Bloodroot

Thanks to its antibacterial properties, it eliminates irritation, redness, bleeding and swelling of the gums. It also eliminates bad odor and reduces plaque on the teeth.

Azafrán

Esta especia está indicada para mejorar la digestión, aliviando la sensación de pesadez estomacal estimulando la producción de bilis, y sus propiedades antidepresivas y sedantes. Son de gran ayuda para quienes sufren de estrés y ansiedad.

Perejil

El perejil es rico en vitamina A, C, K y toda la familia de las vitaminas B, lo cual le otorga excelentes propiedades antioxidantes y antibacterianas.

Sanguinaria

Gracias a sus propiedades antibacterianas elimina la irritación, enrojecimiento, sangrado e hinchazón de las encías. Además elimina el mal olor, y reduce la placa en los dientes.

BLOODROOT RINSE TO ELIMINATE ORAL BACTERIA

INGREDIENTS:
• 20 grams of bloodroot.
• Mint essential oil.
• 300 ml of water.

PREPARATION:
• Bring water to boil and add 20 grams of bloodroot. Boil for 5 minutes.
• Allow to cool and strain to avoid fibers.
• When cool, add 2 or 3 drops of mint essential oil.

BENEFITS:
Mint essential oil will provide a refreshing taste, as well as help produce saliva and prevent dry mouth; one of the reasons why cavities, gingivitis or bad breath may become evident.

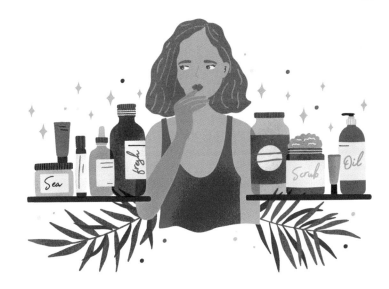

NOTES:

. . . .

. . . .

. . . .

. . . .

. . . .

. . . .

. . . .

ENJUAGUE DE SANGUINARIA PARA ELIMINAR BACTERIAS DE LA BOCA

INGREDIENTES:
• 20 gr de sanguinaria.
• Aceite esencial de menta.
• 300 ml de agua.

PREPARACIÓN:
• Poner a hervir el agua y añadir las 20 gr de sanguinaria, dejar hervir durante 5 minutos.
• Dejar enfriar y colar para evitar las hebras.
• Cuando esté frío, añadir 2 o 3 gotas de aceite esencial de menta.

BENEFICIOS:
El aceite esencial de menta aportará un sabor refrescante, además de ayudar a producir saliva, evitando la sequedad bucal, uno de los motivos por los que pueden aparecer caries, gingivitis o mal aliento.

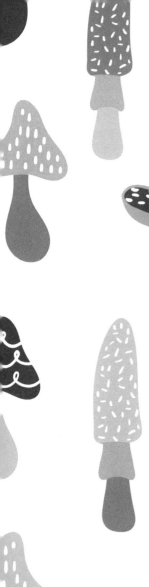

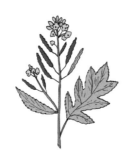

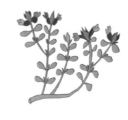

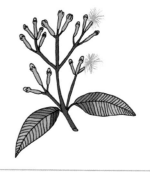

Mustard

Its antibacterial properties help relieve sore throat pain. Also thanks to its antifungal properties, we can use it for cases such as acne or fungus.

Thyme

Thyme has an antispasmodic, expectorant, antiseptic and antibacterial effect, thus reducing some discomforts of the common cold. It also helps to treat digestive ailments and to eliminate parasites.

Clove

Helps stop the growth of microorganisms such as bacteria in the gums, preventing toothaches and bad taste. Stimulates salivary secretions improving oral health. Also used to eliminate foot fungus.

Mostaza

Sus propiedades antibacterianas ayudan a aliviar el dolor de garganta. También gracias a sus propiedades antifúngicas, podemos utilizarla para casos como el acné o los hongos.

Tomillo

Tiene una acción antiespasmódica, expectorante, antiséptica y antibacteriana, por lo que reduce algunas molestias del resfriado común. También ayuda a tratar malestares digestivos y a eliminar parásitos.

Clavo

Ayuda a detener el crecimiento de microorganismos como las bacterias en las encías, evitando dolores de muelas y mal sabor. Estimula las secreciones salivares mejorando la salud bucal. También se usa para eliminar hongos de los pies.

CLOVE OIL FOR TOOTH PAIN

INGREDIENTS:
• Cotton.
• Clove essential oil.
• Olive oil.

PREPARATION:
• Put 5 drops of olive oil and 2 drops of clove oil on a cotton pad.
• Place on the painful area and leave on for up to 10 minutes.

BENEFITS:
Clove oil provides an anesthetic effect, which will relieve toothache and gum pain.

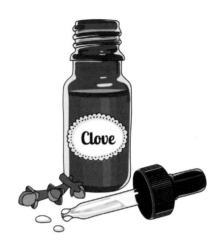

NOTES:

....

....

....

....

....

....

....

....

ACEITE DE CLAVO PARA EL DOLOR DENTAL

INGREDIENTES:
• Algodón.
• Aceite esencial de clavo.
• Aceite de oliva.

PREPARACIÓN:
• Poner 5 gotas de aceite de oliva y 2 gotas de aceite de clavo en un algodón.
• Colocar en la zona dolorida y dejar actuar hasta 10 minutos.

BENEFICIOS:
El aceite de clavo proporciona un efecto de anestesia, que aliviará el dolor de muelas, dientes, o encías.

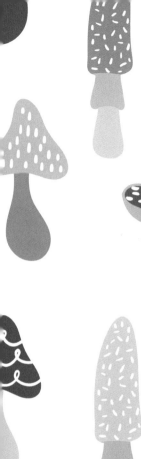

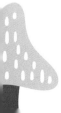

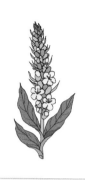
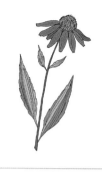
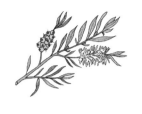

Mullein

Its antibacterial properties help relieve sore throat pain.

Echinacea

The active ingredients are concentrated in the roots and flowers. Echinacea contains a caffeic acid derivative that stimulates the immune system.

Tea tree

Tea tree essential oil has antibacterial, fungicidal and healing properties. Therefore, it is very effective in treating different problems such as acne, lice and insect bites, among others.

Mullein

Sus propiedades antibacterianas ayudan a aliviar el dolor de garganta.

Equinacea

Los principios activos se concentran en las raíces y las flores. La equinácea contiene un derivado del ácido cafeico que estimula el sistema inmunitario.

Árbol de té

El aceite esencial de árbol de té tiene actividad antibacteriana, fungicida y cicatrizante. Por ello, es muy eficaz para tratar diferentes problemas como el acné, los piojos y las picaduras de insectos, entre otros.

INGREDIENTS:

- 10 drops of tea tree essential oil.
- 200 ml of distilled water.
- 1/2 lemon juice.
- 15 drops of lavender essential oil.
- 20 ml apple cider vinegar.
- Glass container with spray.

PREPARATION:

- Add 10 drops of tea tree oil, 15 drops of lavender oil, 1/2 of lemon juice and 20 ml of apple cider vinegar to 200 ml of sea water.
- Stir until a uniform mixture is achieved.
- Spray on the face and let dry.
- Always shake before using

BENEFITS:

Your skin will be free of impurities and bacteria as you use this facial toner.

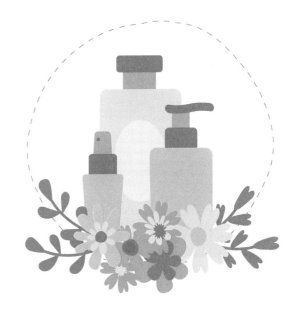

NOTES:

....

....

....

....

....

....

....

....

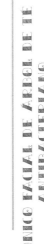

TÓNICO FACIAL DE ÁRBOL DE TÉ ANTIBACTERIANO

INGREDIENTES:

- *10 gotas de aceite esencial de árbol de té.*
- *200 ml de agua de mar.*
- *1/2 de jugo de limón.*
- *15 gotas de aceite esencial de lavanda.*
- *20 ml de vinagre de manzana.*
- *Bote de cristal con spray.*

PREPARACIÓN:

- *Agregar a los 200 ml de agua de mar las 10 gotas de aceite de árbol de té, 15 gotas de aceite de lavanda, 1/2 de jugo de limón y los 20 ml de vinagre de manzana.*
- *Remover hasta obtener una mezcla uniforme.*
- *Vaporizar sobre el rostro y dejar secar.*
- *Siempre hay que agitar antes de usar.*

BENEFICIOS:

Tu piel quedará libre de impurezas y bacterias a medida que uses este tónico facial.

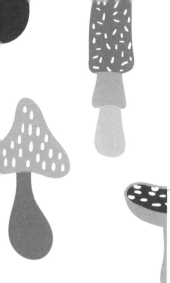
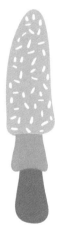
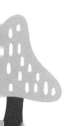

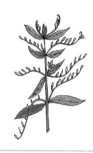
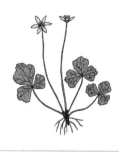
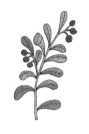
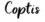

Andrographis

It boasts antibacterial properties that help to improve the body's antiviral resistance to ailments associated with the different seasons.

Coptis

Often used to treat gastrointestinal problems, and can help prevent cholesterol and blood sugar levels.

Bearberry

It has remarkable antibacterial properties to combat urinary tract infections (cystitis). It may also contribute to the relief of associated symptoms.

Andrographis

Puede presumir de tener propiedades antibacterianas que permiten contribuir a mejorar la resistencia antiviral del cuerpo ante las diferentes estaciones.

Coptis

Se usa a menudo para tratar problemas gastrointestinales, y puede ayudar a prevenir el colesterol y los niveles de azúcar en la sangre.

Gayuba

Posee unas notables propiedades antibacterianas contra las infecciones en el tracto urinario (cistitis). Además puede contribuir al alivio de los síntomas asociados.

DIURETIC BEARBERRY INFUSION

INGREDIENTS:
- 5 grams of bearberry leaves.
- 300 ml of water.
- Sugar, honey or sweetener to taste.

PREPARATION:
- Pour the water in a saucepan and boil for 3 minutes with the bearberry leaves.
- Let stand for 5 minutes to obtain a better concentration.
- Strain to avoid swallowing fibers, and sweeten to taste.

BENEFITS:
Using a bearberry infusion for treating urinary tract infections is very effective.

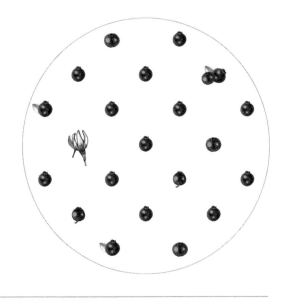

NOTES:

. . . .

. . . .

. . . .

. . . .

. . . .

. . . .

. . . .

. . . .

INFUSIÓN DIURÉTICA DE GAYUBA

INGREDIENTES:
- 5 gr de las hojas de gayuba.
- 300 ml de agua.
- Azúcar, miel o edulcorante al gusto.

PREPARACIÓN:
- Verter el agua en un cazo y hervir durante 3 minutos con las hojas de gayuba.
- Dejar reposar 5 minutos para conseguir una mejor concentración.
- Colar para evitar tragar hebras, y endulzar al gusto.

BENEFICIOS:
La efectividad de la infusión de gayuba frente a infecciones urinarias es muy positiva.

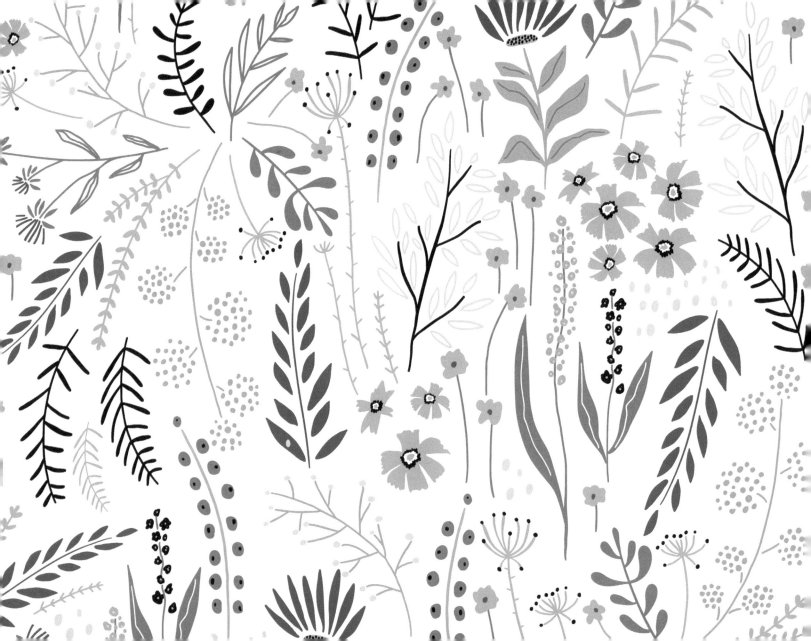

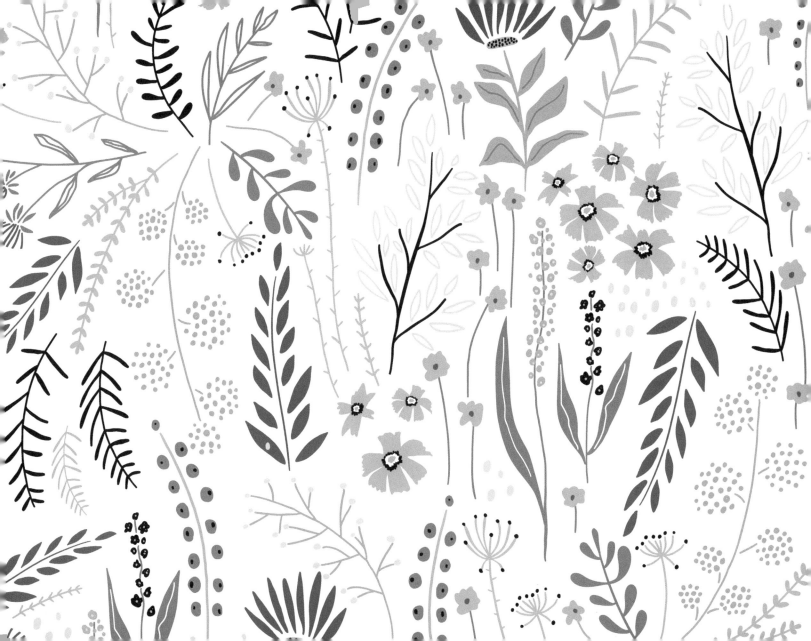

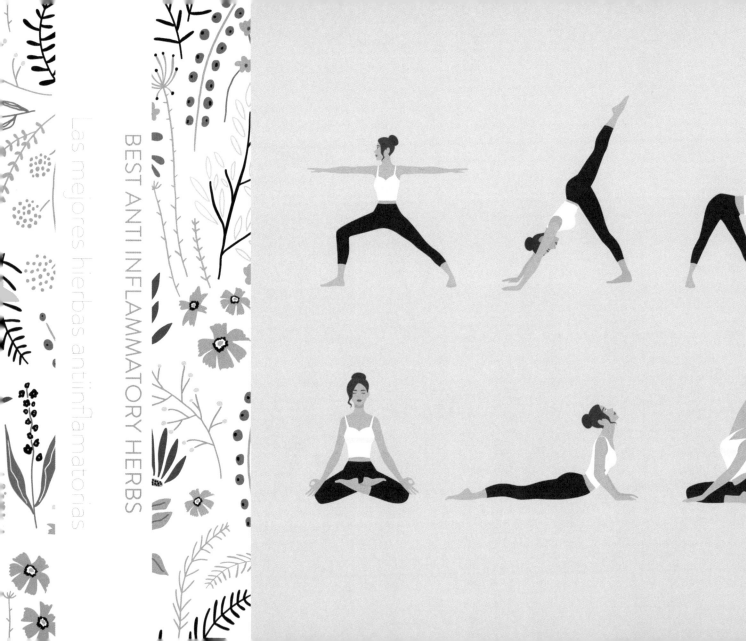

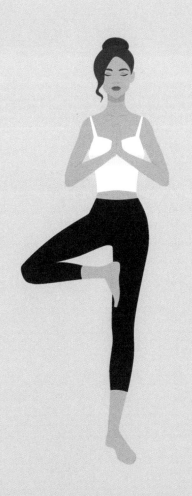

A SIMPLE WAY TO AVOID INFLAMMATION

Inflammation is often identifiable by redness, swelling, physical pain or increased heat in one part of the body. It can be caused as a result of different factors, but it has been proven beneficial to lower the intake of foods such as coffee, sugar, processed foods, sausages, refined flours, red meat, and instead increase the consumption of vegetables, fruit, tea, herbs, and also healthy fats such as avocados, oily fish, chia or flax seeds, nuts, etc. These changes in our diet, in addition to resting for 6 to 8 hours a day and practicing sports, will help us enjoy a better quality of life.

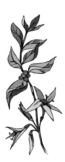

EVITAR LA INFLAMACIÓN DE FORMA SENCILLA

La inflamación a menudo es identificable a través de enrojecimiento, hinchazón, dolor físico o aumento del calor en una parte del cuerpo. Puede provocarse por diferentes razones, pero está comprobado que reducir de la dieta diaria alimentos como el café, el azúcar, alimentos procesados, embutidos, harinas refinadas, carne roja; y en su lugar incrementar el consumo de verduras, frutas, tés, hierbas, y también grasas saludables como son los aguacates, el pescado azul, semillas de chía o lino, frutos secos... Estos cambios en nuestra alimentación, más un descanso de 6 a 8 horas diarias de sueño y realizar deporte, hará que tengamos una mejor calidad de vida.

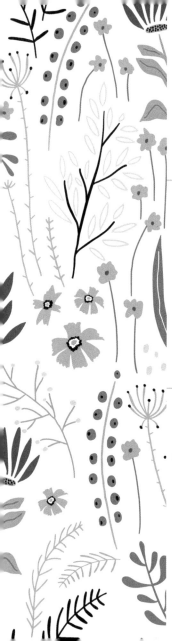

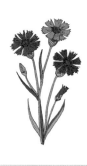

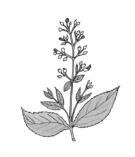

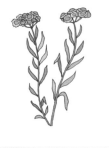

Cornflowers

The anti-inflammatory properties of cornflower help drain the skin, soothe irritation and decongest, reduce eye inflammation and contribute to the regeneration of the vascular layer of the retina, which promotes visual acuity and provides progressive relief from eyestrain.

Figwort

A local anti-inflammatory, depurative and lymphatic system stimulator. It helps to heal these problems by eliminating toxins.

Immortelle

We highlight its anti-inflammatory effect on the small intestine and colon. The antiseptic and astringent effect of this medicinal plant improves three conditions of this type of ailment: it reduces inflammation of the intestinal mucosa, eliminates pathogenic microorganisms and combats diarrhea. It also promotes the reduction and healing of hemorrhoids.

Aciano

• Las propiedades antiinflamatorias del aciano permiten drenar la piel, calma la irritación y descongestiona, rebaja la inflamación ocular y contribuye a la regeneración de la capa vascular de la retina, lo que favorece la agudeza visual y proporciona un alivio progresivo a la vista cansada.

Escrofularia

Se trata de un antiinflamatorio local, depurativo y estimulador del sistema linfático. Por lo tanto, ayuda a sanar estos problemas mediante la eliminación de toxinas.

Siempreviva

Resaltamos su acción antiinflamatoria en el intestino delgado y el colon. La acción antiséptica y astringente de esta planta medicinal mejora tres condiciones de este tipo de dolencias: desinflama la mucosa del intestino, elimina los microorganismos patógenos y combate la diarrea. También favorece la reducción y cicatrización de las hemorroides.

IMMORTELLE OIL FOR IMPROVED DRAINAGE AND CIRCULATION

INGREDIENTS:

- 10 ml of extra virgin olive oil.
- 5 ml of immortelle essential oil.
- 5 ml of cypress essential oil.
- 5 ml of eucalyptus essential oil.
- Glass bottle.

PREPARATION:

- Fill the glass jar with all the ingredients mentioned above.
- Allow to steep for 30 days in a dark, dry place.
- Always shake before use.

BENEFITS:

This oil has a pleasant fresh scent. Its draining and decongestant properties reduce swelling of the blood vessels, combat fluid retention and relieve the feeling of heavy legs.

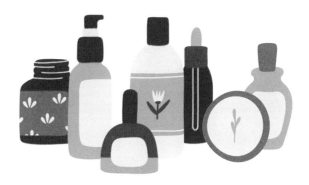

NOTES:

. . . .
. . . .
. . . .
. . . .
. . . .
. . . .
. . . .
. . . .

ACEITE PARA MEJORAR EL DRENAJE Y LA CIRCULACIÓN DE SIEMPREVIVA

INGREDIENTES:

- 10 ml de aceite de oliva extra.
- 5 ml de aceite esencial de siempreviva.
- 5 ml de aceite esencial de ciprés.
- 5 ml de aceite esencial de eucalipto.
- Frasco de cristal.

PREPARACIÓN:

- Rellenar el frasco de cristal con todos los ingredientes mencionados anteriormente.
- Dejar reposar durante 30 minutos en un lugar seco y oscuro.
- Siempre hay que agitar antes de usar.

BENEFICIOS:

Este aceite tiene un agradable aroma fresco. Sus propiedades drenantes y descongestionantes desinflaman los vasos sanguíneos, combate la retención de líquidos y alivia la pesadez de las piernas.

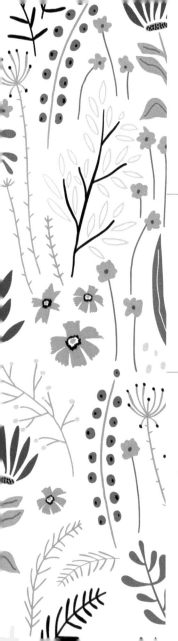

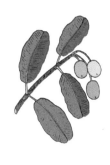

Tamanu tree

It has antibacterial, healing and anti-inflammatory properties, fights bacterial strains related to acne, which will reduce the swelling of the skin affected by pimples.

Árbol de tamanu

Cuenta con propiedades antibacterianas, cicatrizantes y antiinflamatorias, combate cepas bacterianas relacionadas con el acné, lo que permitirá disminuir la hinchazón propia de la piel afectada por granos.

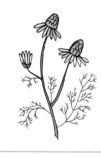

Chamomille

Chamomile is one of the most popular natural remedies to relieve poor digestion, heartburn or abdominal pain. Thanks to its power as a muscle relaxant and an anti-inflammatory, it eliminates discomfort, nausea and vomiting.

Manzanilla

La manzanilla es uno de los remedios naturales más recurridos para aliviar la mala digestión, los ardores de estómago o los dolores abdominales. Gracias a su poder como relajante muscular y antiinflamatorio, elimina el malestar, las náuseas o los vómitos.

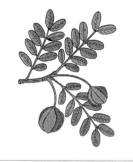

Andiroba oil

Its main use is as a natural anti-inflammatory. It is very useful in relieving and soothing muscle and joint pain. It is also antirheumatic, improving circulation and swelling.

Aceite de andiroba

Su principal propiedad es ser un antiinflamatorio natural muy útil para aliviar y calmar los dolores musculares y articulares. Es también antirreumático, mejorando la circulación e hinchazones.

ANDIROBA GARGLE FOR THROAT INFLAMMATION

INGREDIENTS:
• 3 drops of andiroba oil.
• 100 ml of water

PREPARATION:
• Dilute 3 drops of andiroba oil in 100 ml of drinking water.

BENEFITS:
Gargling with this preparation will help us in the treatment of tonsillitis or sore throat, as it has very powerful anti-inflammatory properties.

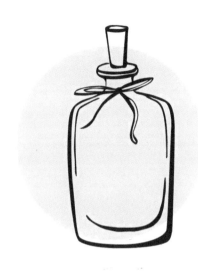

NOTES:

....

....

....

....

....

....

....

....

GÁRGARAS DE ANDIROBA PARA LA INFLAMACIÓN DE GARGANTA

INGREDIENTES:
• 3 gotas de aceite de andiroba.
• 100 ml de agua

PREPARACIÓN:
• Diluir 3 gotas de aceite de andiroba en 100 ml de agua natural.

BENEFICIOS:
Hacer gárgaras con este preparado nos ayudará en el tratamiento de amigdalitis o dolor de garganta, ya que tiene propiedades antiinflamatorias muy potentes.

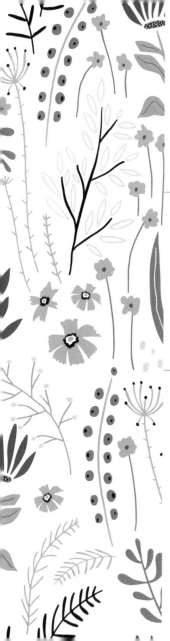

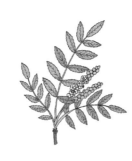

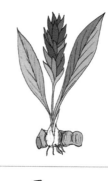

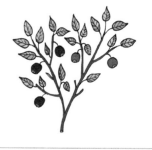

Boswellia

It is especially indicated for treating muscle pain since it reduces inflammation of the tissues that comprise the joints and helps to improve mobility.

Turmeric

Its anti-inflammatory properties help to treat pain caused by arthritis and to eliminate toxins from the body.

Bilberry

Thanks to its high levels of antioxidants, it prevents urinary tract infections, aides circulation, eyesight, digestive system, circulatory system and oral health.

Boswellia

Está especialmente indicada para tratar dolor muscular, ya que reduce la inflamación de los tejidos que forman las articulaciones y ayuda a mejorar la movilidad.

Cúrcuma

Sus propiedades antiinflamatorias ayudan a tratar los dolores provocados por la artritis, y a eliminar toxinas del organismo.

Arándano

Gracias a sus altos niveles de antioxidantes previene de las infecciones urinarias, proporciona beneficios para la circulación, la vista, el aparato digestivo, el sistema circulatorio y la salud bucal.

BLUEBERRIES JUICE RICH IN MINERALS

INGREDIENTS:
- 100 grams of blueberries.
- 1/2 lemon juice.
- 1 cup of cold water.
- Sugar, honey or sweetener to taste

PREPARATION:
- Pour 250 ml of water, 100 grams of blueberries, and lemon juice in a blender or mixer to prevent oxidation. If necessary, you can add more water so that it does not become thick.
- Strain the juice through a fine sieve to remove lumps.
- Add sugar, honey or sweetener to taste.

BENEFITS:
Minerals such as magnesium, iron, potassium, manganese and zinc in blueberry juice help protect bone density and the health of our teeth.

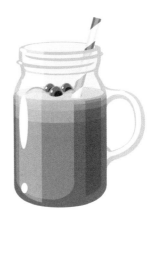

NOTES:

. . . .

. . . .

. . . .

. . . .

. . . .

. . . .

. . . .

. . . .

ZUMO DE ARÁNDANOS RICO EN MINERALES

INGREDIENTES:
- 100 gr de arándanos.
- 1/2 de zumo de limón.
- 1 taza de agua fría.
- Azúcar, miel o edulcorante al gusto

PREPARACIÓN:
- Verter en la licuadora o batidora los 250 ml de agua, 100 gr de arándanos, y el zumo de limón para evitar que se oxide. Si lo ves necesario, puedes añadir más agua para que no quede espeso.
- Colar el zumo con la ayuda de un colador fino para eliminar los grumos.
- Añadir azúcar, miel o algún edulcorante saludable al gusto.

BENEFICIOS:
Los minerales como el magnesio, hierro, potasio, manganeso y zinc que contiene el zumo de arándanos ayudan a proteger la densidad ósea, y la salud de nuestros dientes.

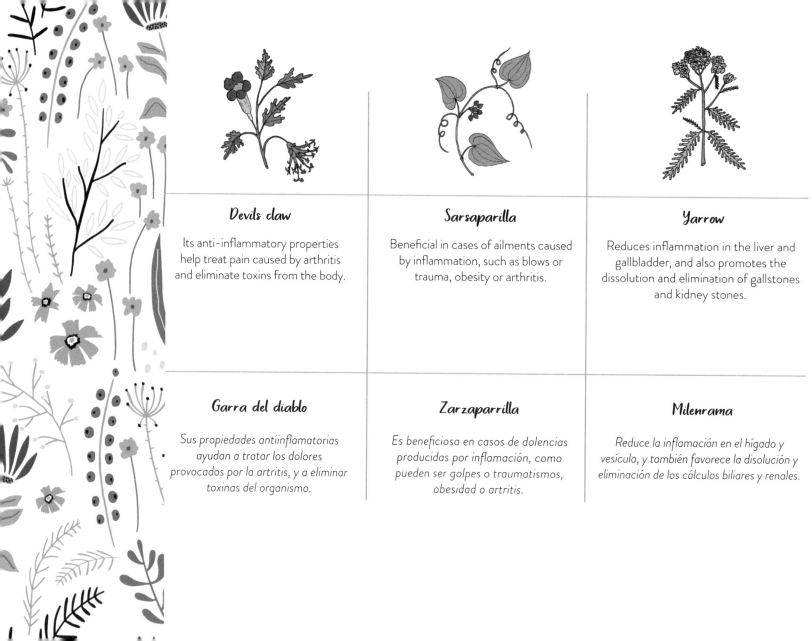

Devils claw

Its anti-inflammatory properties help treat pain caused by arthritis and eliminate toxins from the body.

Sarsaparilla

Beneficial in cases of ailments caused by inflammation, such as blows or trauma, obesity or arthritis.

Yarrow

Reduces inflammation in the liver and gallbladder, and also promotes the dissolution and elimination of gallstones and kidney stones.

Garra del diablo

Sus propiedades antiinflamatorias ayudan a tratar los dolores provocados por la artritis, y a eliminar toxinas del organismo.

Zarzaparrilla

Es beneficiosa en casos de dolencias producidas por inflamación, como pueden ser golpes o traumatismos, obesidad o artritis.

Milenrama

Reduce la inflamación en el hígado y vesícula, y también favorece la disolución y eliminación de los cálculos biliares y renales.

YARROW DIGESTIVE TONIC

INGREDIENTS:
- 35 grams of dried yarrow.
- 1 liter of white wine.
- Glass container with lid.
- Strainer with cheesecloth or coffee filter.

PREPARATION:
- Mix the dried yarrow leaves with the white wine.
- Allow to steep for 7 days in a dark, dry place. Then place it upside down, making sure that it does not lose liquid.
- For 9 days we will shake the container and place it in the same position.
- After 9 days, strain the oil and place in a more convenient container for use.

BENEFITS:
Its tonic effect on the digestive system activates the motor and secretory functions of the digestive system.

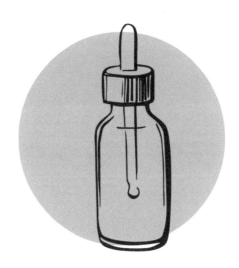

NOTES:

. . . .

. . . .

. . . .

. . . .

. . . .

. . . .

. . . .

. . . .

TÓNICO DIGESTIVO DE MILENRAMA

INGREDIENTES:
- 35 gr de milenrama seca.
- 1 litro de vino blanco.
- Recipiente de cristal con tapa.
- Colador con estopilla o filtro de café.

PREPARACIÓN:
- Mezclar las hojas secas de milenrama con el vino blanco.
- Dejar macerar durante 7 días, en un lugar oscuro y seco. Después colocar boca abajo procurando que no pierda líquido.
- Durante 9 días iremos removiendo el recipiente y volviendo a colocar en la misma posición.
- Trascurridas los 9 días, colar el aceite y colocar en un recipiente más comodo para su uso.

BENEFICIOS:
Su acción tónica sobre el aparato digestivo, activa las funciones motrices y secretoras del mismo.

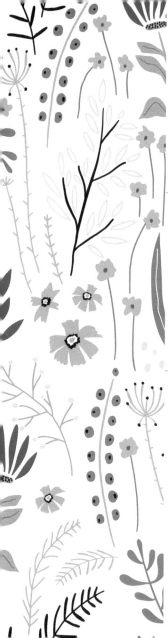

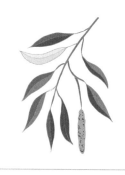

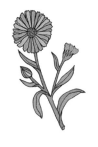

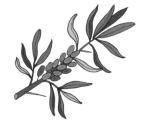

White willow

Used to treat fever, rheumatic conditions, headaches and menstrual pain.

Calendula

It has the ideal properties for skin care, acts as a cell regenerator and healing agent. Another benefit of calendula is its ability to reduce inflammation brought about by circulation problems.

Sea buckthorn

Highly regenerating and anti-inflammatory thanks to its high content of vitamin C, it fulfills different functions in the skin and mucous membranes as an anti-inflammatory, mild analgesic and antioxidant.

Sauce blanco

Se utiliza para tratar estados febriles, las afecciones reumáticas, los dolores de cabeza y el dolor menstrual.

Caléndula

Cuenta con propiedades ideales para el cuidado de la piel, actúa como regenerador celular y cicatrizante. Otro de los beneficios de la caléndula es su capacidad de reducir la inflamación provocada por la circulación.

Espino amarillo

Es altamente regenerante y antiinflamatorio gracias a su alto contenido de vitamina C, cumple diferentes funciones en la piel y mucosas como antiinflamatorio, analgésico suave y antioxidante.

SEA BUCKTHORN SYRUP

INGREDIENTS:
- 1 kg of sea buckthorn berries.
- 1 liter of water.
- 500 grams of honey or 800 grams of sugar.
- Glass container with lid.

PREPARATION:
- Wash the sea buckthorn berries well while heating 1 liter of water in a pot.
- Add the berries and heat until they begin to lose their color.
- Strain the water and blend the berries in a blender until crushed, strain again to avoid any fibers, and add the honey or sugar carefully to the sea buckthorn juice. Heat over low heat until completely dissolved. (Remove the foam as you heat the mixture)
- Once the ingredients are mixed well, remove and allow to cool.
- Place in glass containers and store in the refrigerator.

BENEFITS:
Sea buckthorn syrup is the best aide during the winter due to its high vitamin C content

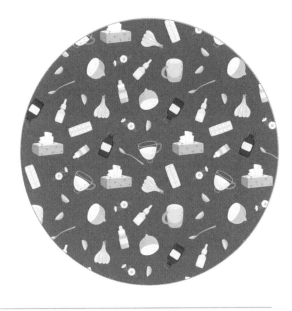

NOTES:

JARABE DE ESPINO AMARILLO

INGREDIENTES:
- 1 kg de bayas de espino amarillo.
- 1 litro de agua.
- 500 gr de miel o 800 gramos de azúcar.
- Recipiente de cristal con tapa.

PREPARACIÓN:
- Lavar bien las bayas de espino amarillo, y calentar en una olla 1 litro de agua.
- Añadir las bayas y dejar calentando hasta que empiecen a perder su color.
- Colar el agua y pasar por licuadora las bayas hasta triturar, volver a colar para evitar cualquier hebra, y añadimos la miel o azúcar cuidadosamente al jugo de espino amarillo, y calentar a fuego lento hasta conseguir la disolución completa. (Ir retirando la espuma)
- Una vez unificados los ingredientes retirar y dejar enfriar.
- Colocar en recipientes de cristal y guardar en la nevera.

BENEFICIOS:
El jarabe de espino amarillo es el mejor aliado para el invierno, por su alto contenido en vitamina C.

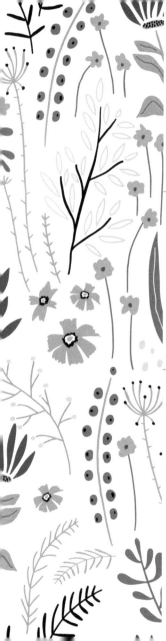

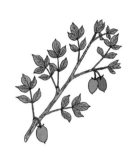

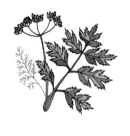

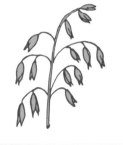

Balm of Gilead

Used as a remedy for headaches, muscle pain, bruises, general discomfort and arthritis, as it has anti-inflammatory properties.

Coriander

It has multiple health benefits. It is anti-inflammatory and relieves the symptoms of arthritis, has antiseptic properties, is diuretic and very rich in vitamins A, B, C, E and K. It increases good cholesterol levels and reduces bad cholesterol.

Oats

It provides a large number of antioxidants, which are attributed with anti-inflammatory properties, and also contains calcium and zinc.

Bálsamo de Galaad

Se utiliza como remedio para dolores de cefalea, musculares, hematomas, molestias generales y artritis, ya que tiene propiedades antiinflamatorias.

Cilantro

Tiene múltiples beneficios para la salud. Es antiinflamatorio y alivia los síntomas de la artritis, tiene propiedades antisépticas, es diurético y muy rico en vitamina A, B, C, E y K. Aumenta los niveles de colesterol bueno y reduce el malo.

Avena

Aporta gran cantidad de antioxidantes por lo que se le atribuyen propiedades antiinflamatorias, también contiene calcio y zinc.

OATMEAL SMOOTHIE TO IMPROVE INTESTINAL TRANSIT

INGREDIENTS:
- 2 tablespoons of oatmeal flakes.
- 2 low-fat yogurts.
- 1 tablespoon of flax seeds.
- 6 strawberries (depending on the season you can use blackberries).

PREPARATION:
- Wash the strawberries well and place in a blender or mixer.
- Add the rest of the ingredients except the cinnamon, beat until a puree texture is obtained. If we want it more liquid we will only have to add water.
- Sweeten with cinnamon to taste.

BENEFITS:
We recommend drinking the shake every morning to avoid constipation. You will see how your intestinal transit improves in a matter of days.

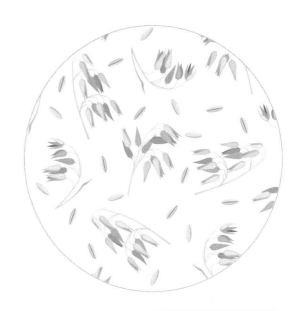

NOTES:

....
....
....
....
....
....
....
....
....
....

BATIDO DE AVENA PARA MEJORAR EL TRÁNSITO INTESTINAL

INGREDIENTES:
- 2 cucharadas de copos de avena.
- 2 yogures desnatados.
- 1 cucharada de semillas de lino.
- 6 fresas (depende de la temporada usar moras).
- Canela.

PREPARACIÓN:
- Lavar bien las fresas y colocar en el vaso de la licuadora o batidora.
- Añadir el resto de ingredientes excepto la canela, batir hasta conseguir textura de puré. Si lo queremos más líquido solo tendremos que añadir agua.
- Endulzar con la canela al gusto.

BENEFICIOS:
Se recomienda tomar el batido cada mañana para evitar el estreñimiento, verás como tu tránsito intestinal mejora en cuestión de días.

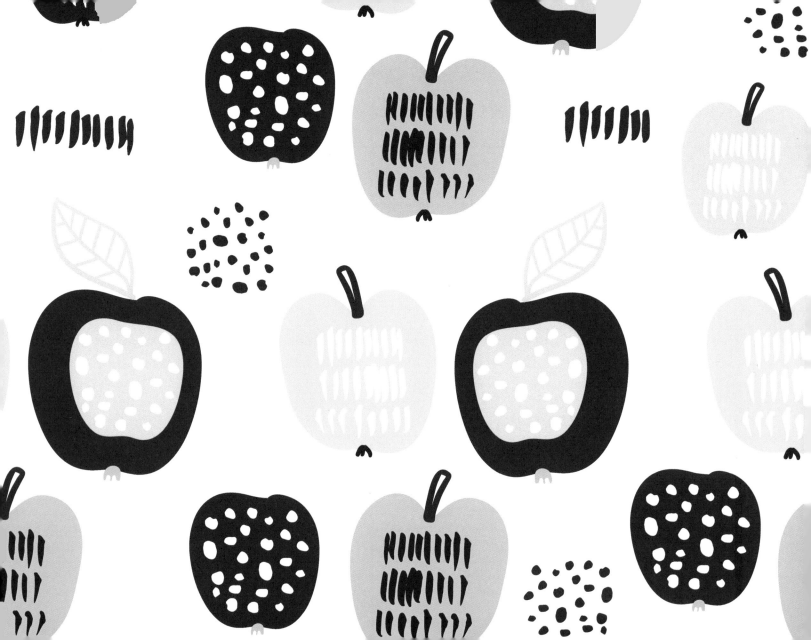

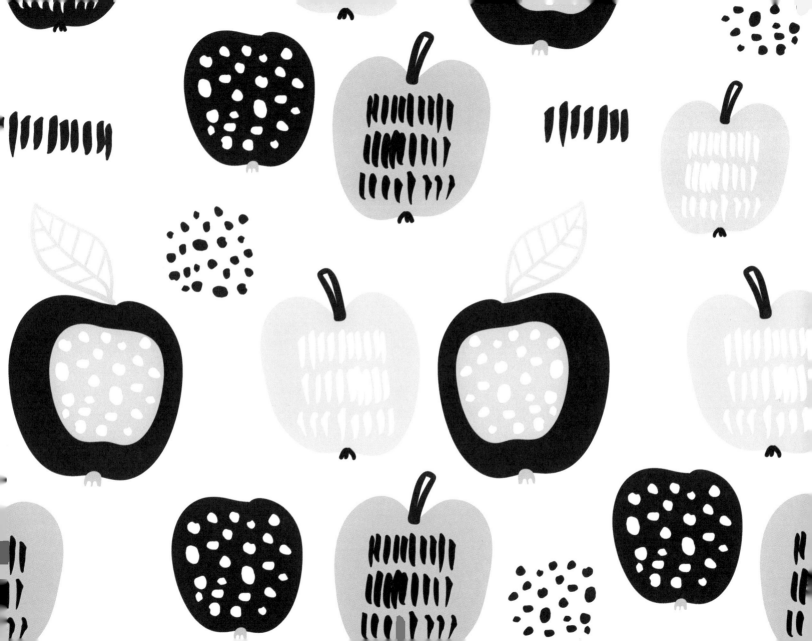

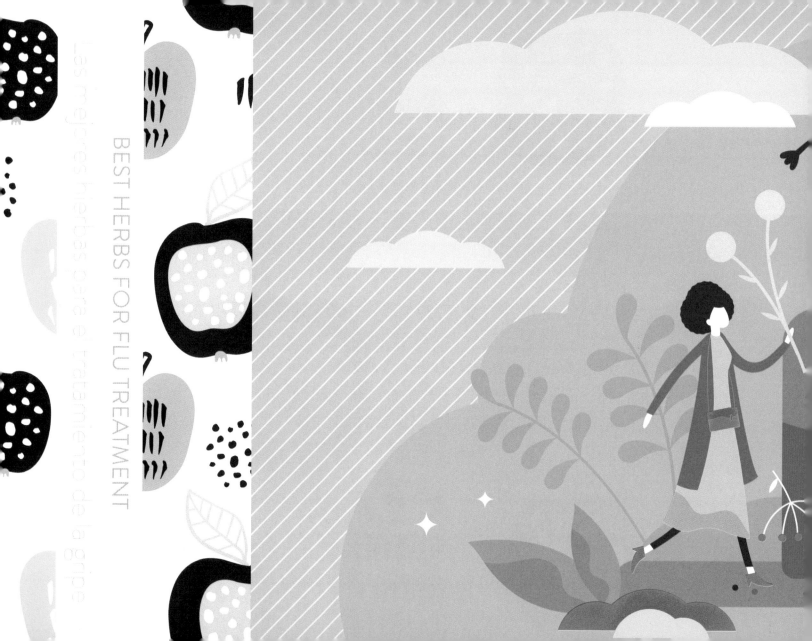

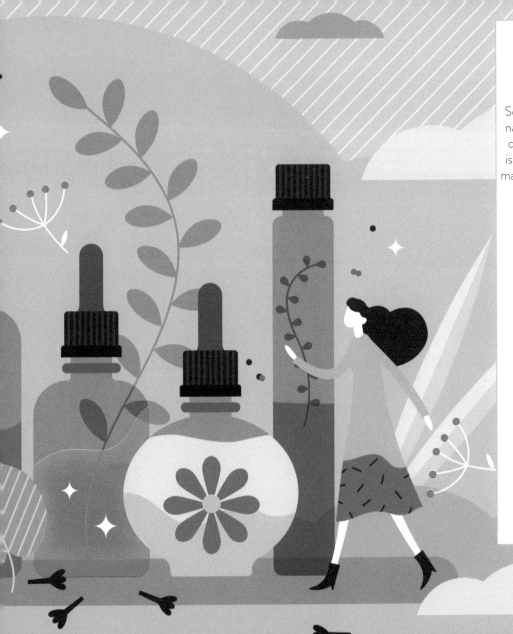

ACTIVATE YOUR NATURAL DEFENSES

Seasonal and temperature changes tend to alter our natural defenses, and we may suffer from numerous colds. After combating a virus, the immune system is weakened, which can produce signs of fatigue and malaise. Below are recommended herbs and remedies that will activate your natural defenses.

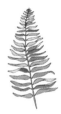

ACTIVA TUS DEFENSAS

Los cambios de estación y temperaturas suelen alterar nuestras defensas, y podemos padecer diferentes resfriados. Después de haber pasado por un proceso vírico, el sistema inmunitario queda debilitado, lo que puede producir signos de cansancio y malestar. A continuación vamos a recomendar diferentes hierbas y remedios que harán que tus defensas estén activas.

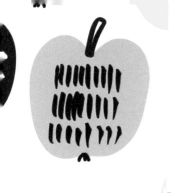

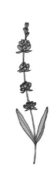

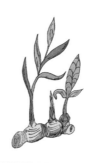

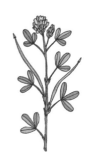

Lavender

Lavender oil is used to treat respiratory problems such as the flu, bronchitis, cough, asthma, laryngitis and nasal congestion, among others. It can be applied directly to the neck, chest or back, or dispersed using vaporizers or inhalers.

Ginger

Ginger is anti-inflammatory and helps to open the airways. Its expectorant, antitussive, anti-inflammatory and antibiotic properties are essential in fighting colds, the flu and coughs accompanied by phlegm.

Fenugreek

Its antioxidant properties reduce internal mucus, congestion in the throat, lungs and digestive tract. Relieves respiratory problems (sinusitis, lung congestion) and reduces fever.

Lavanda

El aceite de lavanda se utiliza para tratar problemas respiratorios, como gripe, bronquitis, tos, asma, laringitis y congestión nasal, entre otros. Se puede aplicar directamente sobre el cuello, pecho o espalda, o utilizarlo mediante vaporizadores o inhaladores.

Jengibre

Es antiinflamatorio y ayuda a abrir las vías respiratorias, sus propiedades expectorantes, antitusivas, antiinflamatorias y antibióticas son esenciales para combatir los resfriados, gripes y tos con flemas.

Fenogreco

Sus propiedades antioxidantes reducen la mucosidad interna, congestión en garganta, pulmones y tracto digestivo. Aliviando problemas respiratorios (sinusitis, congestión pulmonar) y reduciendo la fiebre.

FENUGREEK INFUSION

INGREDIENTS:
- 5 grams of fenugreek seeds.
- 250 ml of water.
- Sugar, honey or sweetener to taste.

PREPARATION:
- Crush the fenugreek seeds.
- Heat water and add the seeds. Bring to a boil and lower to a simmer for 3 minutes.
- Let stand for 8 minutes.
- Strain to avoid swallowing fibers, and sweeten to taste.

BENEFITS:
Stimulates the immune system and strengthens your natural defenses.

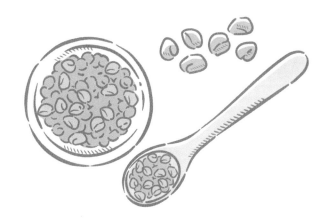

NOTES:

· ·

· ·

· ·

· ·

· ·

· ·

· ·

INFUSIÓN DE FENOGRECO

INGREDIENTES:
- 5 gr de semillas de fenogreco.
- 250 ml de agua.
- Azúcar, miel o edulcorante al gusto.

PREPARACIÓN:
- Aplastar las semillas de fenogreco.
- Poner agua a calentar y echar las semillas. Llevar a ebullición y bajar a fuego lento durante 3 minutos.
- Dejar reposar 8 minutos.
- Colar para evitar tragar hebras, y endulzar al gusto.

BENEFICIOS:
Estimula el sistema inmunológico y fortalece las defensas.

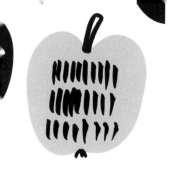

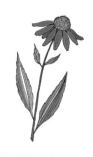

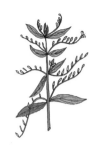

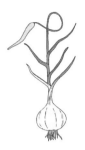

Echinacea

It has properties that combat respiratory ailments, prevent colds, alleviate their symptoms or even prevent a relapse.

Andrographis

It treats upper respiratory tract infections, gastrointestinal problems, fever, sore throat and stimulates the body's immune response.

Garlic

A powerful antibacterial agent. Rich in minerals such as sodium, potassium, calcium, magnesium, and phosphorus, making garlic a good aide in fighting cold symptoms. It also has a high content of sulfur, vitamin C and B vitamins.

Equinácea

Cuenta con propiedades que sirven para combatir dolencias respiratorias, prevenir los catarros, aliviar sus síntomas o incluso prevenir una recaída.

Andrographis

Sirve para tratar infecciones de las vías respiratorias superiores, problemas gastrointestinales, fiebre, dolor de garganta y estimula la inmunorespuesta del cuerpo.

Ajo

Es un poderoso agente antibacteriano, su riqueza en minerales como el sodio, potasio, calcio, magnesio, y fósforo hacen del ajo un buen aliado para combatir los síntomas del resfriado. También cuenta con un gran contenido de azufre, vitamina C y B.

GARLIC SYRUP FOR COUGHS

INGREDIENTS:
- 10 cloves of garlic (depending on size).
- 300 ml of raw honey.
- 100 ml of lemon juice.
- 1 wide-mouth glass bottle with hermetic seal.

PREPARATION:
- Peel the garlic and crush it. Put it in the glass jar and add the honey.
- Place the glass jar in a double boiler and heat over low heat until the water begins to boil.
- Stir gently until it comes to a boil, and turn off the heat.
- Remove the jar from the water, add the lemon juice, and stir again.
- Let stand for 7 days, and stir twice a day so that the ingredients are well mixed.
- After a week you can start using it.

BENEFITS:
This syrup has a shelf life of 6 months so you can prepare it at the beginning of winter and have it on hand if you need it.

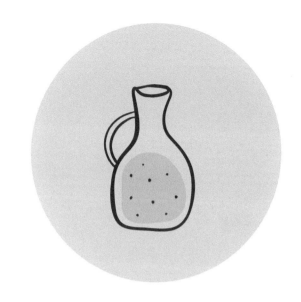

NOTES:

JARABE DE AJO PARA LA TOS

INGREDIENTES:
- 10 dientes de ajo (según tamaño).
- 300 ml de miel cruda.
- 100 ml de jugo de limón.
- 1 frasco de cristal de boca ancha y cierre hermético.

PREPARACIÓN:
- Pelar los ajos y machacarlos, ponerlos en el frasco de cristal y añadir la miel.
- Colocar el frasco de cristal dentro de una olla al baño María, y calentar a fuego lento dejando que el agua empiece a hervir.
- Remover suavemente hasta que llegue a la ebullición, y apagar el fuego.
- Retirar el frasco del agua, añadir el jugo de limón, y volver a remover.
- Dejar reposar durante 7 días, y 2 veces al día removemos para que los ingredientes queden bien mezclados.
- Transcurrida una semana podemos empezar a usarlo.

BENEFICIOS:
Este jarabe tiene una duración de 6 meses por lo que se puede preparar al comienzo del invierno y tenerlo a mano si lo necesitas.

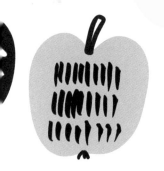

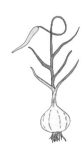

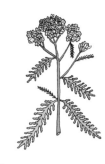

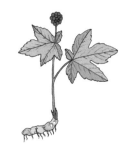

Garlic

Astragalus has anti-inflammatory and immunostimulant, hypotensive, vasodilator, analgesic and antibacterial properties. Strengthens immunity against viruses and bacteria, so it is widely used to combat respiratory diseases such as bronchitis or colds.

Yarrow

Yarrow has great properties and active ingredients such as essential oils and vitamin C. It is an excellent remedy for colds, the flu, fever and is a great natural anti-allergic.

Goldenseal

An antiviral remedy that stimulates the body's immune defenses and increases defenses against infectious diseases. Recommended for the treatment of viral infections such as colds.

Astrágalo

Tiene propiedades antiinflamatorias e inmunoestimulantes, hipotensoras, vasodilatadoras, analgésicas y antibacterianas. Refuerza la inmunidad frente a virus y bacterias, por lo que es muy utilizado para combatir enfermedades respiratorias como bronquitis, o resfriados.

Milenrama

Tiene grandes propiedades y principios activos como aceites esenciales y vitamina C. Es un remedio excelente para resfriados, gripe, fiebre y es un gran antialérgico natural.

Goldenseal

Es un remedio antiviral que estimula las defensas inmunitarias del metabolismo, y aumenta las defensas contra enfermedades infecciosas. Recomendado para el tratamiento de infecciones víricas como catarros.

GOLDENSEAL INFUSION

INGREDIENTS:
• 25 grams of goldenseal.
• 250 ml of water.
• Sugar, honey or sweetener to taste.

PREPARATION:
• Bring water to a boil and add 25 grams of goldenseal. Boil for 8 minutes.
• Let stand for 5 minutes.
• Strain to avoid swallowing fibers, and sweeten to taste.

BENEFITS:
It acts as a natural antibiotic, helping to prevent cold symptoms caused by cooling and weather changes.

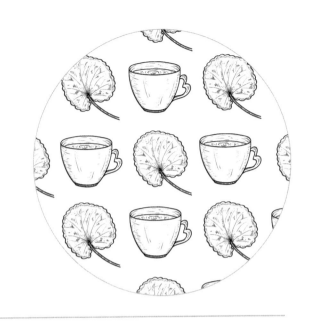

NOTES:

. . . .
. . . .
. . . .
. . . .
. . . .
. . . .
. . . .
. . . .

INFUSIÓN DE GOLDENSEAL

INGREDIENTES:
• 25 gr de goldenseal.
• 250 ml de agua.
• Azúcar, miel o edulcorante al gusto.

PREPARACIÓN:
• Calentar el agua y echar los 25 gr de goldenseal, y hervir durante unos 8 minutos.
• Dejar reposar 5 minutos.
• Colar para evitar tragar hebras, y endulzar al gusto.

BENEFICIOS:
Actúa como un antibiótico natural, ayudando a prevenir síntomas de resfriado causado por enfriamiento y cambios de tiempo.

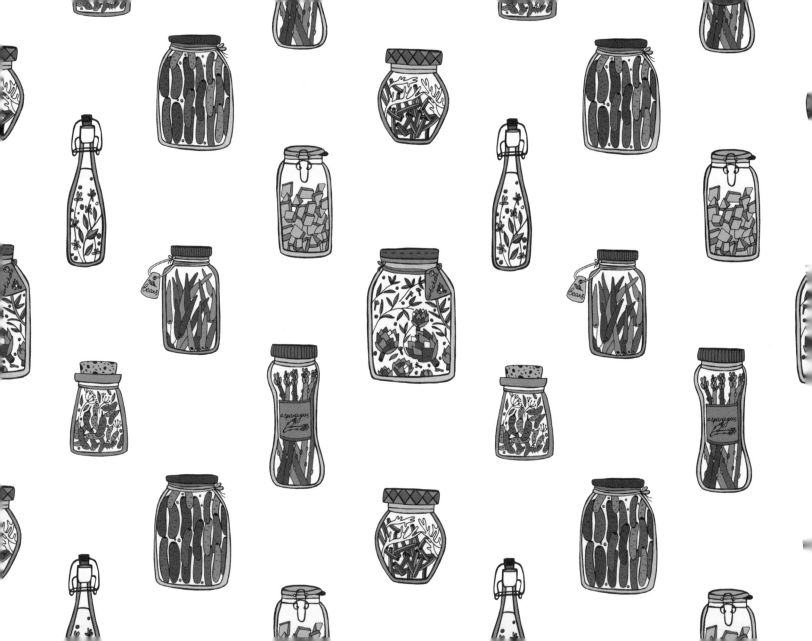

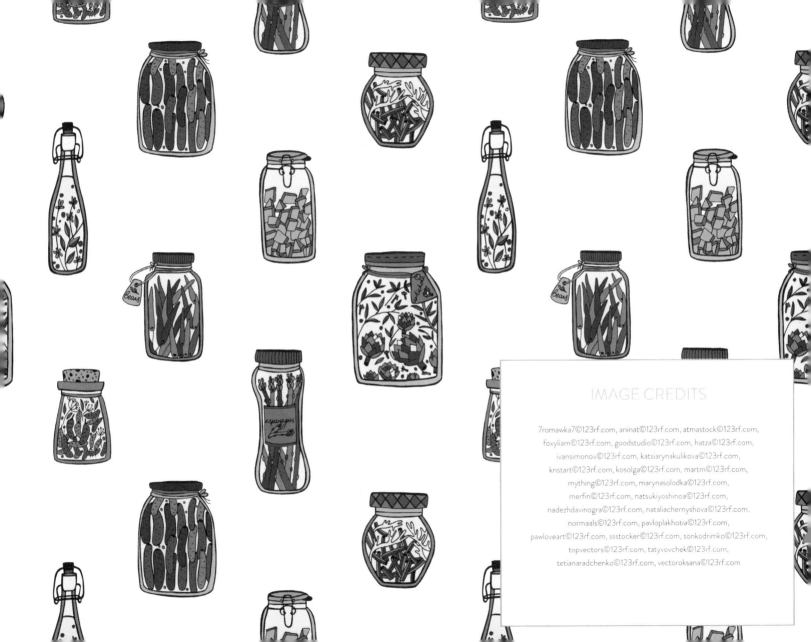

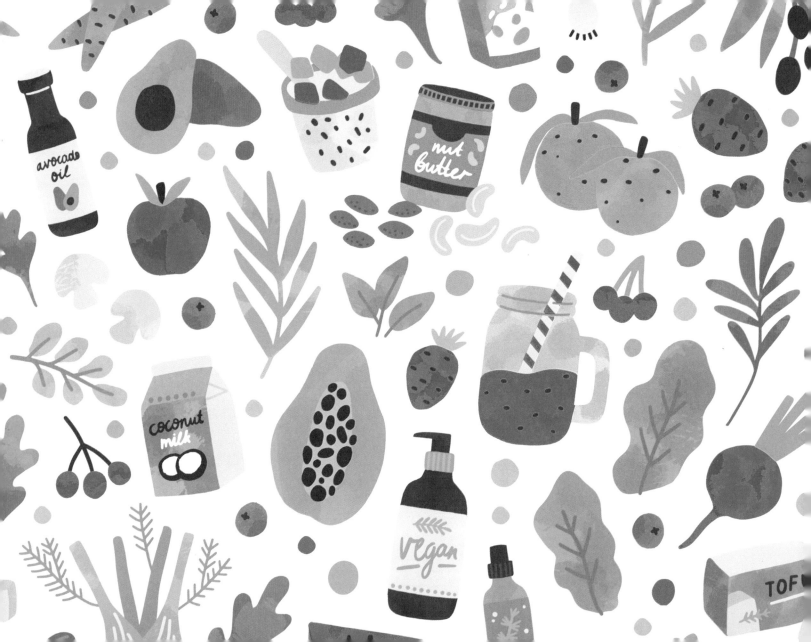